实用

小儿推拿
独穴疗法

郭长青 谢占国◎主编

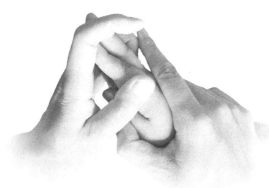

中国健康传媒集团

中国医药科技出版社

内 容 提 要

　　小儿推拿是建立在中医学整体观念的基础上，以阴阳五行、脏腑经络等学说为理论指导，运用各种手法刺激穴位，使经络通畅、气血流通，以达到调整脏腑功能、治病保健目的的一种方法。目前临床上小儿推拿组方选穴较多，学习起来有较大难度。本书根据古今医籍研究成果及临床经验，系统介绍了小儿推拿独穴疗法的相关理论知识和二十余种小儿常见急慢性疾病的推拿独穴疗法，所录诸法疗效可靠、操作简单、易学易会，书中配有穴位图片，更加直观清晰，方便学习操作。本书适合中医临床工作者和中医推拿爱好者参考阅读。

图书在版编目（CIP）数据

　　实用小儿推拿独穴疗法 / 郭长青，谢占国主编 . — 北京：中国医药科技出版社，2021.7

　　ISBN 978-7-5214-2385-3

　　Ⅰ . ①实… 　Ⅱ . ①郭… ②谢… 　Ⅲ . ①小儿疾病－推拿 　Ⅳ . ① R244.15

　　中国版本图书馆 CIP 数据核字（2021）第 062716 号

美术编辑　陈君杞
版式设计　也　在

出版　**中国健康传媒集团** | 中国医药科技出版社
地址　北京市海淀区文慧园北路甲 22 号
邮编　100082
电话　发行：010-62227427　邮购：010-62236938
网址　www.cmstp.com
规格　710×1000mm $^1/_{16}$
印张　10 $^1/_4$
字数　161 千字
版次　2021 年 7 月第 1 版
印次　2021 年 7 月第 1 次印刷
印刷　三河市万龙印装有限公司
经销　全国各地新华书店
书号　ISBN 978-7-5214-2385-3
定价　**48.00 元**

获取新书信息、投稿、为图书纠错，请扫码联系我们。

编 委 会

主　编　郭长青　谢占国

副主编　张　典　杨　梅

编　者　（按姓氏笔画排序）

马剑雪　王军美　尹孟庭

朱文婷　许　悦　宋壮壮

张　茜　陈烯琳　侯智文

秦露雪

前 言

　　小儿推拿独穴疗法作为中医学宝库中的重要组成部分，应用广泛，通常归属于外治法。与许多外用药的治疗方法不同，它是运用特定手法作用于小儿特定穴位，以调节小儿脏腑、气血、经络功能，从而达到防病治病目的的一种外治法。所谓独穴治病，就是在一定的情况下，只在一个穴位多推久推，坚持下去，以得效为度。我国独穴治病的方法源远流长，尤其在针灸学中，涌现出大量有效的针灸独穴经验和成果，在临床实践中发挥了巨大的作用。

　　小儿疾病多因外感、食积、惊吓而致，病因病机虽然单纯但传变迅速。然小儿为纯阳之体，皮肤娇嫩，穴位刺激敏感，每施以得当手法即可调节脏腑功能，且小儿推拿手法轻柔、平稳、着实，取穴多取特定穴，见效快。现代经穴研究表明，穴位对人体具有双向调节作用，其作用的发挥依赖于治疗信息明确，刺激量充足。所以在小儿推拿中采用独穴久推之法正符合这一原则，能取得明显效果。

　　笔者在临床中效仿《推拿三字经》"独穴"治病，使用独穴久推之法，具有简便、验廉、见效快、无不良反应的优点，被越来越多的人所青睐。事实证明这一疗法值得在群众中普及推广，为广大小儿患者提供健康服务。

　　对于普通大众而言，本书具有重要的健康指导和疾病防治意义；对于医学工作者，本书具有重要的临床参考价值。由于笔者水平有限，书中疏漏之处在所难免，在此恳请广大读者批评、指正。

郭长青

2021 年 3 月

目　录

附录

参考文献

第一章　独穴疗法概述

独穴疗法特点

独穴疗法，就是在一定的情况下，只用一个穴位，推时长，以得效为度，在三字经流派（齐鲁流派）中更为常见。独穴治病，就是在一定的情况下，只用一个穴位多推久推，坚持下去，以得效为度。特别是对急性病更主张用独穴，所谓"治急病，一穴良，大数万，立愈恙"。

◎ 注重辨证

"辨证论治"是中医学的精髓，也是针灸推拿医学的关键。在中医学理论指导下，运用四诊八纲，做到"治病必求于本"，宜求精、少取穴。

◎ 独穴施治

一病一穴，所有疾病均选取一个穴位。虽然独取一穴疗疾，然根据不同的病性而选用不同的施术手法。正是由于取独穴治病，所有的病因病机、病性病位都要体现在这一个穴位之中，所谓"穴不真则窍不通，窍不通则法不灵"，因此对医生的辨证能力有很高的要求，辨证精确，取穴准确，方可见效。

◎ 注重守神

《灵枢·本神》记载："凡刺之法，必先本于神。"《灵枢·官能》亦曰："用针之要，勿忘其神。"《灵枢·九针十二原》更以"粗守形，上守神"来区分刺法技术的高低。由此可见，"守神"在针灸治病中极为重要。

推拿作为以指代针之法，"守神"二字在推拿施术时亦至关重要。若以上二者均备，而施术时却心不在焉、马虎了事，则不会取得良好效果。

◎ 施术时长

运用独穴治病时，在辨证准确、选穴精准的基础上，推拿的时间一定要充足，这样才能取得理想的临床效果。《幼科推拿秘书》记载："盖穴有君臣，推有缓急，用数穴中有一穴为主者……有病轻而推数穴不愈者，有重病而推一二穴即愈者，总待人神明其源而精乎其极也"，记述了独穴治病的神奇效果。《推拿三字经》云："独穴治，大三万，小三千，婴三百，加减良，分岁数"，强调了在运用独穴治病时增加推拿次数，延长推拿时间，使用独穴久推之法，才能效如桴鼓。

可见，运用小儿推拿独穴疗法治疗疾病，只要辨证准确、取穴精准、手法得当、时间充足、专心守神，充分发挥专穴专效的作用，多数能取得良好的临床疗效。

小儿推拿学发展简史

中医小儿推拿学的发展历史与中医儿科和推拿学的发展历史密切相关，中医推拿学的理论体系形成于《黄帝内经》时代，以《黄帝岐伯按摩》为主要标志。而中医儿科学理论体系形成于宋代，以儿科圣祖钱乙的《小儿药证直诀》为主要标志。中医小儿推拿学是中医儿科学和中医推拿学发展到相当的水平，相互结合才产生的新型儿科医学。从历史的角度看，小儿推拿经历了明代以前的史料积累、明代末年的产生和近现代的发展等三大阶段。

中医推拿学在古代称为按摩，是以手法操作为特点的一种防治疾病的方法。它起源于原始社会人们的劳动和生活实践，据考古发现，早在殷商时期的甲骨文，就出现了具有按摩和儿科疾病含义的文字了。春秋战国时期，扁鹊广泛应用砭刺、针灸、按摩、汤液、热熨等方法治疗疾病，被后人尊为"医祖"。《史记》中还记载有"扁鹊名闻天下……来入咸阳，闻秦人爱小儿，即为小儿医"。湖南长沙马王堆汉墓出土的《五十二病方》中记载有用匕周刮痧治疗小儿惊风，这是目前最早记载中医小儿推拿的文献。

秦汉时期，我国按摩已经有了相当的规模。《黄帝内经》中有按摩的产生、适应证、具体方法、治疗机制、按摩人才的选用标准以及按摩工具的记载等等。其中与中医小儿推拿有关的记载有《灵枢·卫气失常》"十八以上为少，六岁以上为小"。《灵枢·刺节真邪》："大热遍身，狂而妄见、妄闻、妄言，视足阳明及大络取之。虚者补之，血而实者泻之，因其偃卧，居其头前，以两手四指挟按颈动脉，久持之，卷而切推，下至缺盆中，而复止如前，热去乃止。"这是现代中医小儿推拿中推桥弓的雏形。

两晋南北朝时，按摩手法日渐丰富，手法应用范围不断扩大，膏摩法得到系统总结，养生手法形成套路。葛洪在《肘后备急方》中最早记述了中华小儿推拿中的"抄腹法"和中医小儿推拿中的"捏脊法"，前者用于小儿急性腹痛，后者用于小儿食少、疳积和增强体质。此两法在中医小儿推拿中有很高的地位。隋唐时期出现官办太医署，按摩成为医学教育四大科目之一，儿科是医学教育的重要内容和必修课。《唐六典》中记载，隋代太医署按摩科设按摩博士、按摩师、按摩工等不同级别；唐代完善了太医署制度，将按摩博士和按摩师的官衔确定为"从九品下"，规定了按摩的治疗范围为"风、寒、暑、湿、饥、饱、劳、逸"等八大类。唐代医学家孙思邈的主要贡献在于总结了膏摩法，其记载膏摩的适应证有小儿客忤、小儿夜啼、小儿热病、小儿鼻塞不通、小儿腹大且坚、小儿腹胀溢满以及保健预防等；常用小儿推拿按摩部位有囟门、手足心、腹、心口、脐等；小儿推拿操作手法有摩法、捋法、上下行传等。唐末我国第一部儿科专著《颅囟经》问世。该书提出了小儿"纯阳之体"的理论，阐述小儿脉法及囟门诊察法，论述了惊、痫、火丹等证治，从而形成了中医儿科的基本轮廓。同一时期，王超的《水镜图说》记述了小儿指纹诊法，开拓了小儿病症诊断新思路。但是，在这一时期，中医成人推拿和中医小儿推拿按摩在手法和穴位上还区别不大，儿科的病不以小儿推拿为主要疗法而以中药汤剂为主。

宋代将少小科改称小方脉科，使中医儿科完全独立。北宋钱乙对中医儿科贡献最大，他总结出了小儿的生理病理特点，即"五脏六腑，成而未全，全而未壮。脏腑柔弱，气血未实，易虚易实，易寒易热"。宋代已有小儿推拿爪掐法治疗小儿脐风的手法。

金元时期百家争鸣。寒凉派代表刘河间提出"大概小儿病者纯阳，热多冷少"。主清热攻下派张子和提出"养生当论食补，治病当论药攻"，倡导汗法、吐法、下法等三法，并用"揉脾"法治疗小儿身瘦肌热等症。补土派李东垣重视脾胃，提出补土为治。滋阴派朱丹溪创"阳常有余，阴常不足"。在这一时期，虽然各家流派学术思想各异，治疗方法有别，但从不同角度认识小儿生理病理，运用不同方法治疗儿科疾病，促进了中医儿科向纵深发展。中医儿科临床地位的提高和中医儿科理论体系的建立，为中医小儿推拿学的形成奠定了基础。

中医小儿推拿学在明代末期形成了独立的学术体系。中医小儿推拿在这一时期的昌盛有着深刻的学术及历史背景。中医小儿推拿学是中医推拿学的分支和重要组成部分。中医推拿学奠定于秦汉，繁荣昌盛于隋唐，扩展于宋金元，到了明代，推拿理论框架基本构建完备，各种手法和技术相当成熟。随着按摩知识的积累，人们已经发现小儿的生理病理现象可以通过在一定的穴位或部位上点按与抚触来调节，并归纳出小儿推拿手法的"开达"与"抑遏"之性，形成了小儿推拿的"按之则热气至""按之则血气散""按之则痛止""按而收之""推而散之"等理论。中医小儿推拿已广泛用于小儿的日常保健和疾病治疗上，并取得了丰富的经验。中医小儿推拿尤其是在小儿惊风、腹痛、虫证、食积、疳积、伤乳、发热等治疗方面显示出特殊的疗效。所有这些都成为小儿推拿学体系建立的根基和素材。

最早的小儿推拿专篇见于1574年庄应祺的《补要袖珍小儿方论》第10卷。明代《小儿按摩经》是最早的中医小儿推拿专著，该书收录了40多个中医小儿推拿特定穴位，绘制了中医小儿推拿穴位图谱。其中已有小儿推拿关于五经穴的手法记载，该书还介绍了29种小儿推拿复式操作手法，提出了小儿推拿"以手代针之神术""亦分补泻"等观点。《小儿按摩经》的问世标志着中医小儿推拿从民间技艺升华为成熟理论，学科从此走向独立发展之路。明清时期中医小儿推拿得到了蓬勃的发展。小儿推拿从业人员遍及全国，小儿推拿运用范围进一步扩大，小儿推拿手法日渐增多，小儿推拿学的专著大量涌现。法王中医小儿推拿即东方小儿推拿完整的理论也在这一时期完全形成，并得到了法王医术历代传承人的不断完善和创新，形成了独具一格的中医小儿推拿体系。

第二章　小儿推拿常用穴位

　　小儿推拿常用的穴位有：十四经经穴、经外奇穴和小儿推拿特定穴。十四经经穴和经外奇穴为小儿与成人所共有，小儿推拿特定穴则为小儿所专用。小儿推拿特定穴的形态，除有"点"状外，还有"线"状和"面"状，充分体现了穴位形态与推拿手法操作形式相适应的特点。小儿推拿特定穴多分布在小儿肘部以下和头颈部，所以应用推拿治疗比较方便。本章将简明介绍小儿推拿常用的穴位、穴线及穴面。

头颈部

一、天门　解表发汗特效穴

　　位　置　两眉中点至前发际成一直线（图 2-1）。

　　手法操作　两拇指自下而上交替直推，称开天门，又称推攒竹（图2-2、图 2-3 ）。

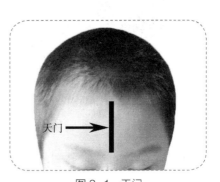

图 2-1　天门

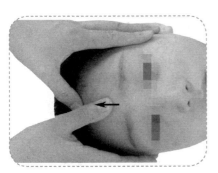

图 2-2　开天门 1

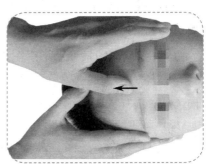

图 2-3　开天门 2

功　效　按揉本穴能疏风解表、开窍醒脑、镇静安神。主治：①感冒发热、头痛等外感表证；②精神萎靡不振、烦躁不安等精神疾病。

二、坎宫　疏风解表止头痛

位　置　眉心至眉梢成一横线（图2-4）。

手法操作　两拇指自眉心向两侧眉梢分推，称推坎宫，亦称分推头阴阳（图2-5、图2-6）。

功　效　按揉本穴能疏风解表、醒脑明目、止头痛。主治：①发热、头痛等外感表证；②目赤肿痛；③鼻塞流涕。

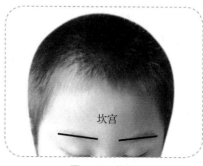

图2-4　坎宫

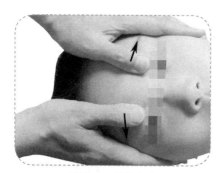

图2-5　推坎宫1

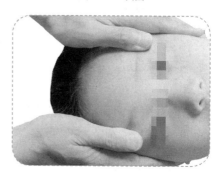

图2-6　推坎宫2

三、太阳　宁神醒脑止头痛

位　置　眉梢与外眼角中点，向后约一横指凹陷处（图2-7）。

手法操作　用中指或拇指指端揉或运，称揉太阳或运太阳。向眼角方向为补，向耳方向为泻（图2-8）。

功　效　按揉本穴能疏风散表、清热明目、止头痛。主治：①发热、头痛等外感表证；②目赤肿痛。

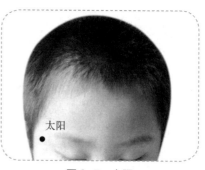

图2-7　太阳

四、人中 醒脑开窍急救穴

位 置 人中沟上 1/3 与中 1/3 交界处（图 2-9）。

手法操作 用拇指指甲掐，称为掐人中（图 2-10）。

功 效 按揉本穴能醒脑开窍。主要用于急救，对惊厥、抽搐、昏迷、不省人事等有特效。本穴归于督脉，督脉入于脑，故本穴可调节神志，具有清热开窍、回阳救逆、苏厥安神之功，为急救要穴，主治昏迷、晕厥、中暑、癫痫、急慢惊风、牙关紧闭、瘟疫、黄疸、霍乱等症。

本穴位于人中沟中，为督脉、手、足阳明的交会穴，具有开鼻窍、祛风通络、清热止痛之功，主治齿痛、风水面肿、鼻塞、鼻衄等。《铜人腧穴针灸图经》："风水面肿，针此一穴，出水尽即顿愈。"

本穴归于督脉，可调节督脉经气，具有通络、强脊、止痛之功，主治脊膂强痛、挫闪腰痛等。

五、迎香 祛风通窍治鼻炎

位 置 鼻翼旁 0.5 寸，鼻唇沟中（图 2-11）。

手法操作 用食指或中指按揉，称揉迎香（图 2-12）。

功 效 按揉本穴能宣肺气、通鼻窍。主治：①鼻塞流涕；②口眼歪

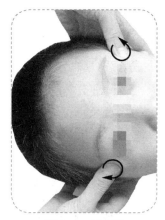

图 2-8 揉太阳

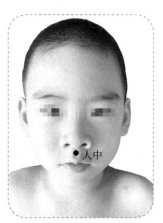

图 2-9 人中

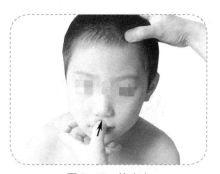

图 2-10 掐人中

斜。本穴位居鼻旁，有疏散风热、宣通鼻塞、清利头面的作用，是治疗鼻疾的常用穴，主治鼻塞、不闻香臭、鼻衄、鼻渊、鼻息肉、面痒、面浮肿等。《针灸大成》载："本穴治鼻塞不闻香臭、鼻衄不止。"

本穴有祛风邪、通经络之功，用以治疗口眼歪斜。

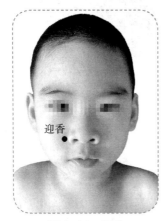

图 2-11　迎香

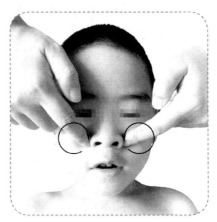

图 2-12　揉迎香

六、百会（囟门）　遗尿脱肛有特效

位　置　头顶正中线与两耳尖连线的交点（图 2-13）。

手法操作　用拇指指端按揉，称揉百会（图 2-14）。

功　效　按揉本穴能镇静安神、升阳举陷。主治：①头痛、惊风、鼻塞等清阳不升的病症；②神昏烦躁、痴呆等精神病症。本穴归于督脉，居脑

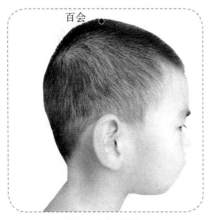

图 2-13　百会

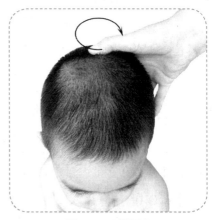

图 2-14　揉百会

之上，督脉入于脑，脑为元神之府，故本穴可调节神志，有开窍醒脑、息风化痰、定惊安神之功，主治尸厥、惊悸、中风不语、耳鸣、眩晕等。

督脉为阳经之海，总统一身之阳，百会归于督脉，位居巅顶，有居上治下之性，具有升阳举陷、益气固脱之功，主治脱肛、痔疾等。

七、风池　发汗解表治项强

位　置　颈后枕骨下，胸锁乳突肌与斜方肌三角凹陷中（图2-15）。

手法操作　用拇指、食指按揉或用拿法，称为按揉风池或拿揉风池（图2-16）。

功　效　按揉本穴能发汗解表、祛风散寒。主治：①感冒、发热、头痛等外感风寒表证；②颈项强痛等局部病症。本穴为足少阳、阳维之会，阳维为病苦寒热，故有祛风散邪解表的作用，是治疗表证的常用穴，主治感冒、头痛、热病初起、疟疾、颈项强痛等。《伤寒论》："太阳病，初服桂枝汤，反烦不解者，先刺风池、风府。"

本穴能疏散少阳风热、清头目、利官窍，主治耳聋、气闭、目赤痛、目泪出、鼻渊、鼻衄等。

本穴还能平息内风，具有息风止痉、通络之功，用以治疗眩晕、中风。

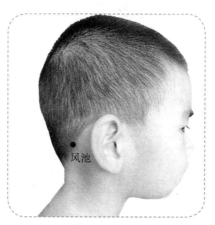

图2-15　风池

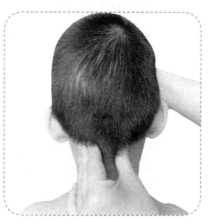

图2-16　拿揉风池

八、天柱骨　清理头目强筋骨

位　置　颈后发际正中至大椎穴成一直线（图2-17）。

手法操作　用拇指或食、中二指，自上而下直推，称为推天柱骨（图2-18）。

功　效　按揉本穴能降逆止呕、祛风散寒。主治：①发热、感冒等外感风寒表证；②呕吐、呃逆等胃气上逆病症。

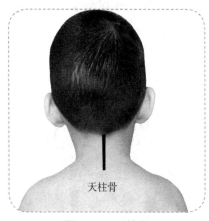

图 2-17　天柱骨

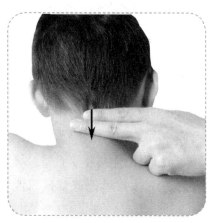

图 2-18　推天柱骨

九、桥弓　舒筋通络治项强

位　置　颈部两侧沿胸锁乳突肌成一线（图 2-19）。

手法操作　用拇指和食、中、环三指提拿，或用拇指抹（图 2-20）。

功　效　按揉本穴能舒筋活血、解痉止痛。主治小儿肌性斜颈、项强等症。

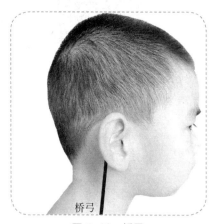

图 2-19　桥弓

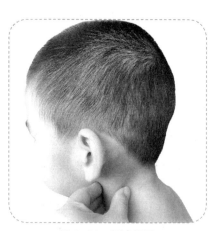

图 2-20　提拿桥弓

十、阳白　清理头目治风热

位　置　目正视，瞳孔直上，眉上 1 寸（图 2-21）。

手法操作　用拇指或中指指腹点揉（图 2-22）。

功　效　按揉本穴能明目。主治：①前头痛；②目赤肿痛、视物模糊、眼睑跳动等眼部病症。

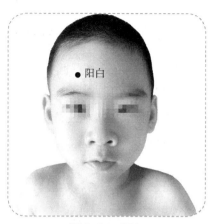

图 2-21　阳白

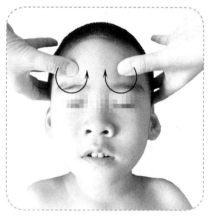

图 2-22　点揉阳白

十一、睛明　各种眼病均有效

位　置　目内眦角稍内上方凹陷处（图 2-23）。

手法操作　用拇指或中指指腹点揉（图 2-24）。

功　效　按揉本穴能明目、疏风散邪、通鼻窍。主治：①目赤肿痛、视物模糊、流泪、目眩、近视、花眼、色盲、夜盲等眼部病症；②急性腰扭伤；③心动过速。

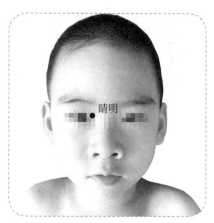

图 2-23　睛明

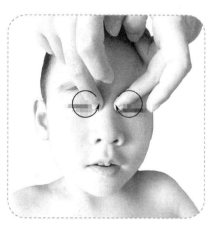

图 2-24　点揉睛明

十二、鱼腰　镇惊安神通经络

位　置　在额部，瞳孔直上，眉毛正中（图 2-25）。

手法操作　用拇指或中指指腹点揉（图 2-26）。

功　效　按揉本穴能祛邪明目、止眉棱骨疼痛。主治：①眉棱骨痛；②眼睑跳动、眼睑下垂、目赤肿痛、视物模糊等眼部病症。

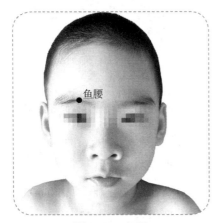

图 2-25　鱼腰

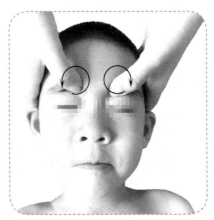

图 2-26　点揉鱼腰

十三、瞳子髎　养肝明目祛湿浊

位　置　目外眦外侧约 0.5 寸，眶骨外缘凹陷中（图 2-27）。

手法操作　用拇指或中指指腹点揉（图 2-28）。

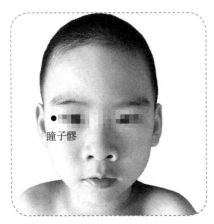

图 2-27　瞳子髎

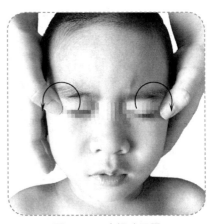

图 2-28　点揉瞳子髎

功　效　按揉本穴能疏通气血，祛风明目。主治：①头痛；②目赤肿痛、羞明流泪、内障、视物模糊等目疾。

十四、球后　清热明目调气血

位　置　在面部，当眶下缘外 1/4 与内 3/4 交界处（图 2-29）。

手法操作　用拇指或中指指腹点揉（图 2-30）。

功　效　按揉本穴能祛风散邪、止眶下缘痛、明目。主治一切目疾。

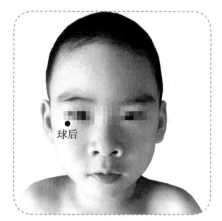

图 2-29　球后

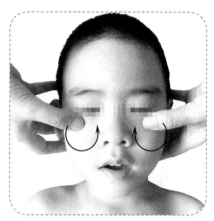

图 2-30　点揉球后

十五、四白　祛风明目通经络

位　置　目正视，瞳孔直下，当眶下孔凹陷处（图 2-31）。

手法操作　用拇指或中指指腹点揉（图 2-32）。

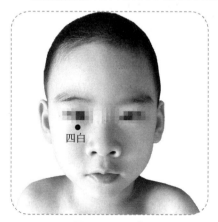

图 2-31　四白

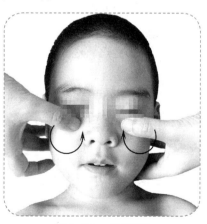

图 2-32　点揉四白

功　效　按揉本穴能祛风散邪、明目。主治：①目赤肿痛、眼睑跳动、视物模糊等目疾；②口眼歪斜、面肌痉挛等面部病症；③头痛、眩晕。

十六、听会　开窍聪耳通经络

位　置　耳屏间切迹前，下颌骨髁状突后缘，张口凹陷处（图2-33）。

手法操作　用拇指或中指指腹点揉（图2-34）。

功　效　按揉本穴能益聪、祛风除痹。主治：①耳鸣、耳聋、聤耳等耳疾；②齿痛、口眼歪斜等局部病症。

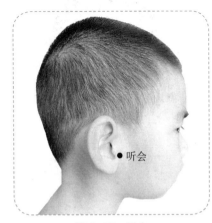

图2-33　听会

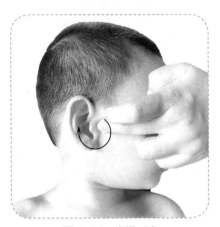

图2-34　点揉听会

十七、地仓　面神经麻痹有奇效

位　置　口角旁约0.4寸，上直对瞳孔（图2-35）。

手法操作　用拇指或中指指腹点揉（图2-36）。

功　效　按揉本穴能止口水、化痰祛风。主治口角歪斜、流涎等面部局部病症。

十八、翳风　聪耳通窍治耳疾

位　置　乳突前下方与下颌角之间的凹陷中（图2-37）。

手法操作　用中指指腹点揉（图2-38）。

功　效　按揉本穴能益聪、散风邪。主治：①耳鸣、耳聋等耳疾；②口眼歪斜、牙关紧闭、颊肿等面口病症。

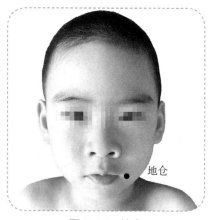

图 2-35　地仓

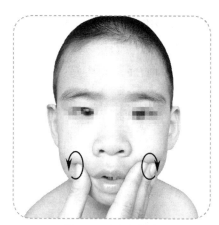

图 2-36　点揉地仓

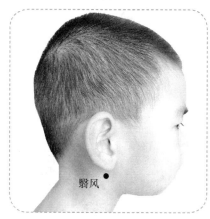

图 2-37　翳风

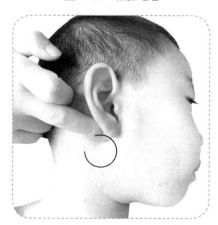

图 2-38　点揉翳风

十九、颊车　祛风清热止牙痛

位　置　在下颌角前上方约一横指，按之凹陷处，当咀嚼时咬肌隆起最高点处（图 2-39）。

手法操作　用拇指或中指指腹点揉（图 2-40）。

功　效　按揉本穴能止口水、化痰祛风除痹。主治齿痛、牙关不利、颊肿、口角歪斜、腮腺炎等局部病症。

二十、下关　聪耳明目有奇效

位　置　在耳屏前，下颌骨髁状突前方，当颧弓与下颌切迹所形成的凹陷中。合口有孔，张口即闭，宜闭口取穴（图 2-41）。

手法操作　用中指指腹点揉（图 2-42）。

功　效　按揉本穴能祛风化痰除痹。主治：①牙关不利、齿痛、口眼歪斜等面口病症；②耳聋、耳鸣、聤耳等耳疾。

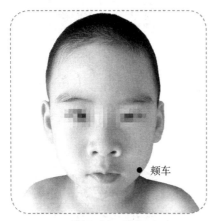

图 2-39　颊车

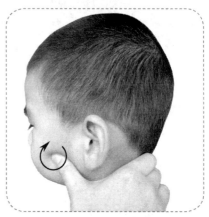

图 2-40　点揉颊车

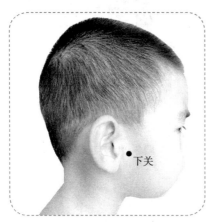

图 2-41　下关

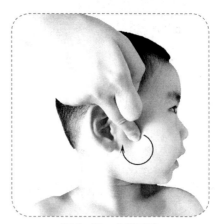

图 2-42　点揉下关

胸腹部

一、天突　降逆止呕有奇功

位　置　胸骨切迹上缘凹陷正中（图 2-43）。

手法操作　用中指指端按揉，称按揉天突，用双手拇、食两指对称挤捏，称挤捏天突（图 2-44）。

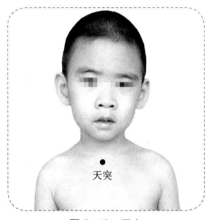

图 2-43　天突

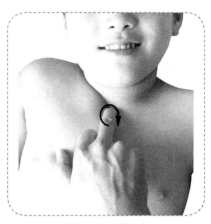

图 2-44　揉天突

功　效　按揉本穴能理气化痰、降逆止呕。主治：①咳喘胸闷、恶心呕吐等胸部气机不利病症；②咽痛。

二、膻中　快速止咳又平喘

位　置　胸骨正中，两乳头连线中点，约平第 4 肋间隙（图 2-45）。

手法操作　用中指指端按揉，称揉膻中（图 2-46）。

功　效　按揉本穴能宽胸理气、止咳化痰。主治：①胸闷、呕吐、呃逆等气机不利病症；②痰鸣、哮喘、咳嗽。

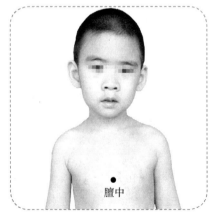

图 2-45　膻中

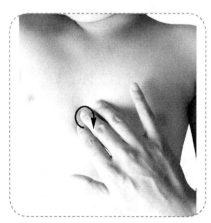

图 2-46　揉膻中

三、中脘　健脾养胃吃饭香

位　置　脐上 4 寸，位于剑突与脐连线的中点（图 2-47）。

手法操作　用指端或掌根按揉，称为揉中脘（图 2-48）。

功　效　按揉本穴能健脾和胃、消食和中。主治腹胀、腹痛、呕吐、泄泻、厌食、疳积等脾胃病症。本穴归于任脉，位居腹部，为胃的募穴，腑之会，是胃气结聚之处，也是治疗胃病要穴，具有调胃肠、理气滞、健脾和胃、降逆止呕、消食化积、祛湿止泻、通腑止痢之功，主治胃脘痛、呕吐、呃逆、反胃、吞酸、纳呆、食不化、疳积、腹胀、肠鸣、泄泻、便秘、痢疾等。

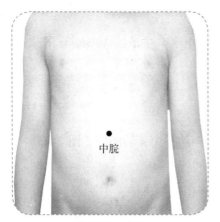

图 2-47　中脘

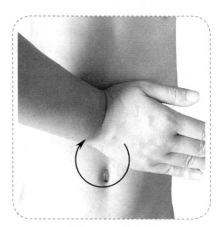

图 2-48　揉中脘

四、腹　健脾助运除腹胀

位　置　位于整个腹部。

手法操作　自剑突下到脐，用两拇指从中间向两旁分推，称分推腹阴阳（图 2-49 至图 2-51）；用掌或四指围脐周摩，称摩腹。摩腹分为顺时针摩腹

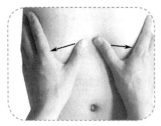

图 2-49　分推腹阴阳 1

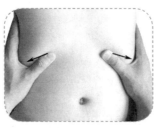

图 2-50　分推腹阴阳 2

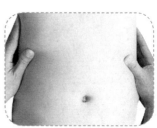

图 2-51　分推腹阴阳 3

和逆时针摩腹，顺时针为泻，逆时针为补。

功　效　分推腹阴阳能消食、理气、降气；顺时针摩腹有降胃气的作用；逆时针摩腹有升提脾气的作用。主治腹胀、腹痛、呕吐、泄泻、疳积、便秘等症。

五、天枢　消食导滞止痢疾

位　置　肚脐旁开2寸（图2-52）。

手法操作　用食、中二指揉，称为揉天枢（图2-53）。

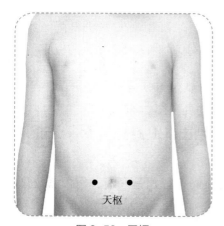

图2-52　天枢

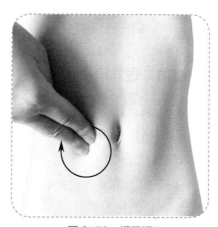

图2-53　揉天枢

功　效　按揉本穴能理气导滞、调理大肠。主治腹胀、腹痛、泄泻、便秘等症。本穴归于足阳明胃经，居腹部，为大肠募穴，是大肠经气聚结之处，具有调理肠胃、降逆止呕、理气止痛、通腑泄热、祛湿止泻之功，为治疗肠胃病要穴，主治绕脐痛、呕吐、腹胀、肠鸣、泄泻、痢疾、便秘等。《针灸大成》："本穴治泄泻、肠疝、赤白痢、水痢不止、烦满呕吐、霍乱。"

六、丹田　培补肾气不尿床

位　置　脐下2.5寸（图2-54）。

手法操作　用全掌揉或摩，称为揉丹田或摩丹田（图2-55）。

功　效　按揉本穴能温肾固元、温补下元、泌别清浊。主治腹泻、脱肛、遗尿、尿潴留等症。

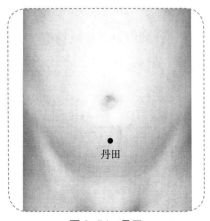

图 2-54　丹田

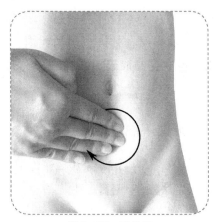

图 2-55　揉丹田

七、肚角　理气消食止腹痛

位　置　脐下 2 寸，石门旁开 2 寸大筋处（图 2-56）。

手法操作　用拇、食、中三指，由脐向两旁深处拿捏，一拿一松为一次，称拿肚角（图 2-57）。

功　效　按揉本穴能止腹痛。主治腹痛（特别是寒痛、伤食痛效果尤佳）、腹泻、便秘等症。

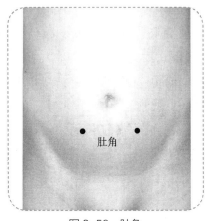

图 2-56　肚角

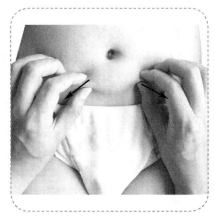

图 2-57　拿肚角

腰背部

一、大椎　清热解表治感冒

位　置　第七颈椎与第一胸椎棘突之间（图2-58）。

手法操作　用拇指或中指指端揉，称揉大椎（图2-59）。

功　效　按揉本穴能清热解表。主治：①发热、咳嗽等外感症状；②项强等颈项部病症。

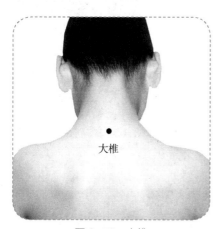

图2-58　大椎

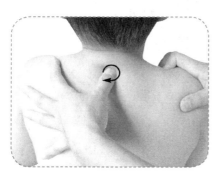

图2-59　揉大椎

二、肩井（膊井）　发汗解表治感冒

位　置　在大椎与肩峰连线之中点，肩部筋肉处（图2-60）。

手法操作　用拇指与食、中二指对称用力提拿，称为拿肩井（图2-61）。

功　效　按揉本穴能宣通气血、发汗解表、通窍行气。主治：①发热、恶寒等外感表证；②上肢抬举不利、肩背不适等上肢、肩背症状。

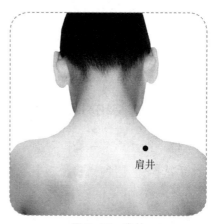

图2-60　肩井

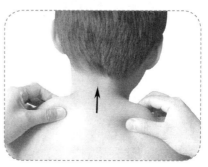

图2-61　拿肩井

三、肺俞　补益肺气咳嗽少

位　置　第三颈椎棘突下，旁开 1.5 寸（图 2-62）。

手法操作　用两拇指或食、中二指指端揉，称揉肺俞（图 2-63）。

功　效　本穴为肺的背俞穴，是肺脏经气输注于背部之处，近肺脏，可调节肺气，具有宣肺平喘、化痰止咳、补益肺气之功，主治咳嗽、气喘、胸满等。

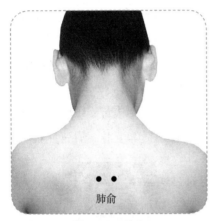

图 2-62　肺俞

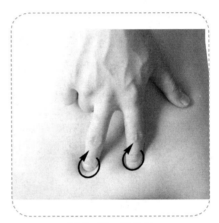

图 2-63　揉肺俞

四、脾俞　健脾和胃利水湿

位　置　第十一胸椎棘突下，旁开 1.5 寸（图 2-64）。

手法操作　用食指或食、中二指指端揉，称为揉脾俞（图 2-65）。

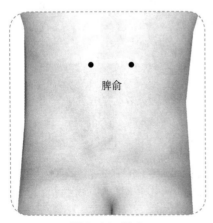

图 2-64　脾俞

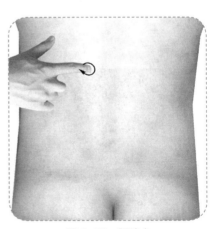

图 2-65　揉脾俞

功　效　本穴为脾之背俞穴，是脾气输注背部之处，具有益气养血、温阳健脾、和胃降逆、祛湿利水、消食化滞之功，是治疗脾胃虚弱、气血不足的要穴。按揉本穴主治腹胀、呕吐、泄泻、完谷不化、水肿、胁痛、痢疾、黄疸等。《医宗金鉴》："脾俞主灸内伤脾胃，吐泻疟痢疳瘕症，喘急吐血诸般证，更治婴儿慢脾风。"

五、肾俞　益肾助阳治遗尿

位　置　第二腰椎棘突下，旁开 1.5 寸（图 2-66）。

手法操作　用两拇指或食、中二指指端揉，称揉肾俞（图 2-67）。

功　效　本穴为肾之背俞穴，是肾气输注之处，能调补肾气，为治疗肾虚要穴，具有滋阴填精、温肾壮阳、培元固本、回阳固脱之功，主治中风脱症、虚劳羸瘦、遗精、阳痿、月经不调、白带、小便频数等。《医宗金鉴》："肾俞治下元诸虚，精冷无子。"

肾开窍于耳，本穴为肾之俞，有益肾聪耳之功，主治耳鸣、耳聋等。

肾主水，本穴有温肾健脾、祛湿止泻、利水消肿之功，主治洞泄不止、水肿、小便不利等。

肺主呼吸，肾主纳气，故本穴有补肾纳气、止咳平喘之功，是治疗肾虚喘咳要穴。

腰为肾之府，本穴还有补肝肾、强腰脊、止痹痛之功，亦是治疗肾虚腰膝酸痛的常用穴。《玉龙歌》："肾弱腰疼不可当，施为行止甚非常，若知肾俞二穴处，艾火频加体自康。"

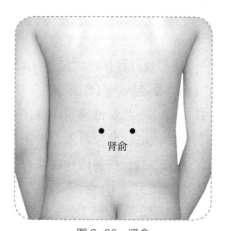

图 2-66　肾俞

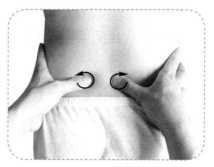

图 2-67　揉肾俞

六、脊柱　增强体质不生病

位　置　大椎至长强成一直线（图 2-68 ）。

手法操作　自下而上用捏法称捏脊，捏三下提一下脊背，称为三捏一提法（图 2-69、图 2-70 ）。

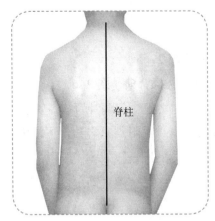

图 2-68　脊柱

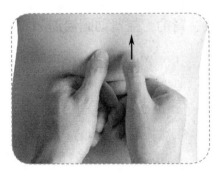

图 2-69　捏脊 1

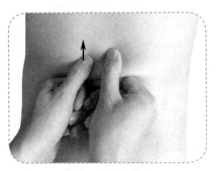

图 2-70　捏脊 2

功　效　按揉本穴能和阴阳、理气血、通经络、调脏腑、补元气。按揉本穴是小儿保健常用手法，具有强身健体的功能，对于先天不足和后天获得的一些慢性病症均有一定的治疗作用。主治：①发热、惊风、癫痫、疳积、腹泻等全身症状；②脊柱侧弯等脊柱病变。

七、七节骨　止泻通便双向调

位　置　第四腰椎棘突至尾椎骨骨端（长强穴）成一直线（图 2-71 ）。

手法操作　用拇指桡侧或食、中二指指面自下而上直推，称为推

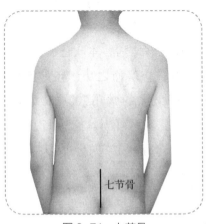

图 2-71　七节骨

上七节骨（图2-72、图2-73）；反之称为推下七节骨。

功 效 推上七节骨具有温阳止泻的作用；推下七节骨具有泻热通便的功能。主治泄泻、便秘、脱肛等症。

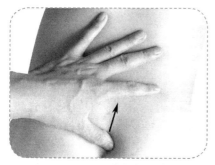

图2-72 推上七节骨1

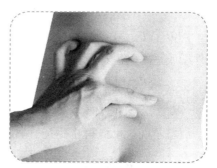

图2-73 推上七节骨2

八、龟尾 通调督脉治便秘

位 置 在尾椎骨骨端（图2-74）。

手法操作 用拇指或中指指端揉，称为揉龟尾（图2-75）。

功 效 按揉本穴能通调督脉经气、调理大肠，既能止泻，又能通便。主治泄泻、便秘、脱肛、遗尿等症。

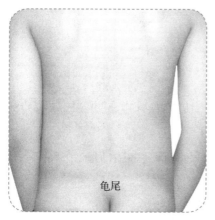

图2-74 龟尾

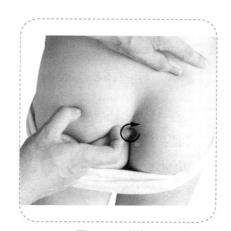

图2-75 揉龟尾

上肢部

一、肩髃 保护孩子小肩膀

位　置　肩峰端下缘，当肩峰与肱骨大结节之间，三角肌上部中央。臂外展或平举时，肩部出现两个凹陷，当肩峰前下方凹陷处（图2-76）。

手法操作　拇指点揉（图2-77）。

功　效　按揉本穴能舒经活络、止局部疼痛。主治：①肩关节活动不利、肩臂挛痛、上肢麻木不遂等肩及上肢病症；②瘾疹、荨麻疹。

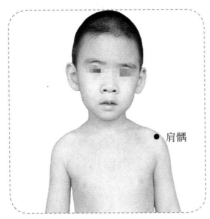

图2-76　肩髃

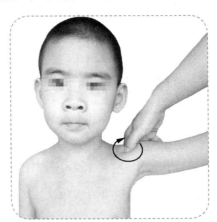

图2-77　揉肩髃

二、肩髎 活络止痛治肩麻

位　置　肩峰后下方，上臂外展时，当肩髃穴后寸许凹陷中（图2-78）。

手法操作　拇指点揉（图2-79）。

功　效　按揉本穴能舒经活络、止局部疼痛。主治肩关节屈伸不利、肩臂麻木挛痛不遂。

三、臂臑 点揉弹拨止疼痛

位　置　在曲池与肩髃穴连线上，曲池穴上7寸，三角肌止点处（图2-80）。

手法操作　拇指点揉或弹拨（图2-81）。

功　效　按揉本穴能舒经活络、止局部疼痛。主治：①肩臂麻木、疼痛、颈项拘挛等肩、颈项病症；②瘰疬；③目疾。

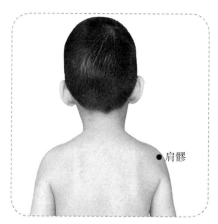

图 2-78　肩髃

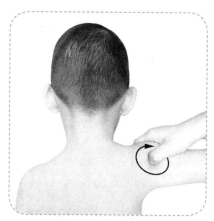

图 2-79　揉肩髃

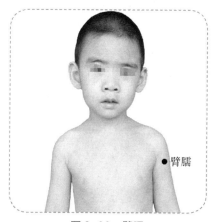

图 2-80　臂臑

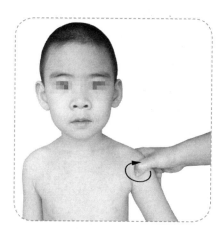

图 2-81　揉臂臑

四、小海　舒筋活络止抽搐

位　置　屈肘，当尺骨鹰嘴与肱骨内上髁之间凹陷处（图 2-82）。

手法操作　拇指点揉或用拨法（图 2-83）。

功　效　按揉本穴能舒经活络、止抽搐。主治：①肘臂疼痛、麻木；②癫痫。

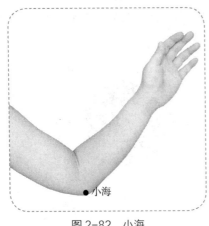

图 2-82　小海

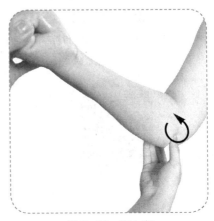

图 2-83　揉小海

五、少海　安神定惊清心热

　　位　置　屈肘，当肘横纹内侧端与肱骨内上髁连线的中点（图 2-84）。

　　手法操作　拇指点揉或用拨法（图 2-85）。

　　功　效　按揉本穴能安神定惊、舒经活络、清心热。主治：①心痛、癔病等心病、神智病症；②肘臂挛痛、臂麻手抖；③头项强痛、腋胁痛；④瘰疬。

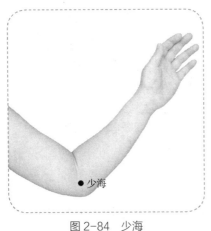

图 2-84　少海

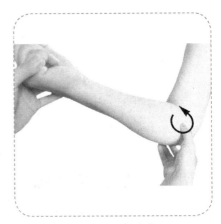

图 2-85　揉少海

六、曲池　清热祛风止热痛

　　位　置　屈肘成直角，在肘横纹外侧端与肱骨外上髁连线中点（图 2-86）。

　　手法操作　拇指点揉或用拨法（图 2-87）。

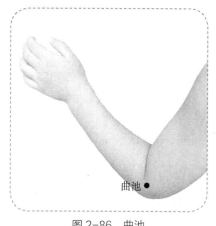

图 2-86 曲池

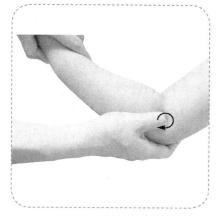

图 2-87 揉曲池

功　效　按揉本穴能清热、止痉、止热痛、祛风。主治：①手臂痹痛、上肢不遂等上肢病症；②热病；③高血压；④癫狂；⑤腹痛、吐泻等肠胃病症；⑥咽喉肿痛、齿痛、目赤肿痛、五官热性病症；⑦瘾疹、湿疹、瘰疬等皮、外科病症。

七、尺泽　祛暑止痉清肺热

位　置　在肘横纹中，肱二头肌腱桡侧凹陷处（图 2-88）。

手法操作　拇指点揉或用拨法（图 2-89）。

功　效　按揉本穴能清肺热、止肘臂痹痛、祛暑止痉。主治：①咳嗽、气喘、咳血、咽喉肿痛等肺系实热病症；②肘臂挛痛；③急性吐泻、中暑、小儿惊风等急症。

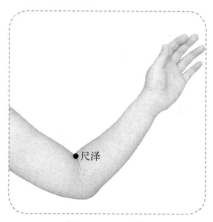

图 2-88 尺泽

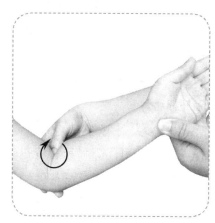

图 2-89 揉尺泽

八、合谷　发汗解表治表证

位　置　在手背第1、2掌骨间，第2掌骨桡侧中点处（图2-90）。

手法操作　拇指点揉（图2-91）。

功　效　按揉本穴能止痛、发汗解表。主治：①头痛、目赤肿痛、齿痛、鼻衄、口眼歪斜、耳聋等头面五官各种病症；②发热、恶寒等外感表证。

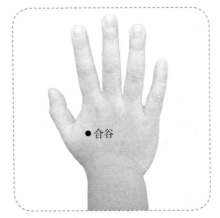

图2-90　合谷

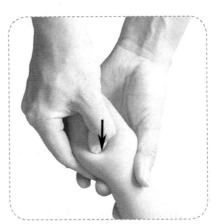

图2-91　点揉合谷

九、脾经　健脾养胃治疳积

位　置　拇指桡侧缘或拇指末节罗纹面（图2-92）。

手法操作　将患儿拇指屈曲，循拇指桡侧缘由指尖向指根方向直推，或者旋推拇指末节罗纹面，统称为补脾经（图2-93、图2-94）。将患儿拇指伸直，自指根推向指尖，称为清脾经。若来回直推为平补平泻，称清补脾经。

功　效　补脾经有健脾养胃、调补气血的作用；清脾经有清热利湿、化痰止呕的作用；清补脾经用于小儿体虚、正气不足，患斑疹热病时，可使隐疹透出，但手法宜快，

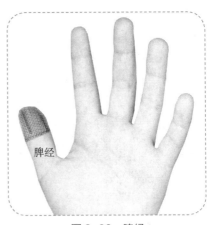

图2-92　脾经

用力宜重。主治：①腹泻、便秘、痢疾、食欲不振等脾气失调症状；②生长迟缓、小儿痴呆。

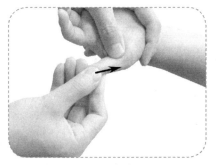

图 2-93　补脾经 1

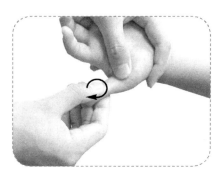

图 2-94　补脾经 2

十、肝经　息风镇惊止抽搐

位　置　食指末节罗纹面（图 2-95）。

手法操作　用推法自食指末节指纹推向指尖，称清肝经；反之为补肝经（图 2-96）。

功　效　清肝经有平肝泻火、解郁除烦、息风止痉的作用。肝经宜清不宜补，肝虚时可以补肾经代替。主治：①目赤、惊风、咽干口苦等肝经病症；②烦躁、易怒、抑郁等情志病症。

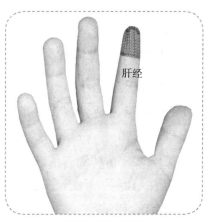

图 2-95　肝经

十一、心经　养心安神退高热

位　置　中指末节罗纹面（图 2-97）。

手法操作　用推法自中指末节指纹推向指尖，称为清心经；反之为补心经（图 2-98）。

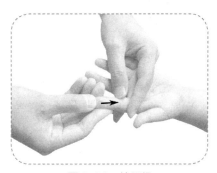

图 2-96　补肝经

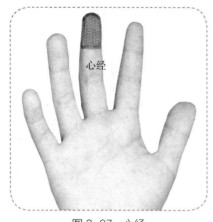

图 2-97 心经

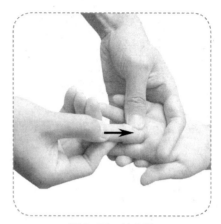

图 2-98 补心经

功　效　清心经有清热退心火的作用。心经宜清不宜补，若需用补法时，可以补脾经代替。主治：①五心烦热、惊惕不安、夜啼等心神被扰病症；②小便短赤、口舌生疮等心经病症。

十二、肺经　清热宣肺治咳喘

位　置　无名指末节罗纹面（图 2-99）。

手法操作　用推法自无名指末节指纹推向指尖，称为清肺经；反之为补肺经（图 2-100）。

功　效　清肺经有清肺泄热、化痰止咳的作用；补肺经有补益肺的作用。主治：①感冒、咳嗽、恶风寒等外感表证；②气喘、痰鸣等肺气受阻病症；③自汗、盗汗、遗尿、脱肛等肺气亏虚病症。

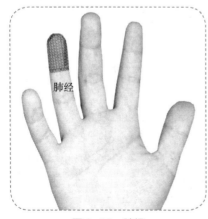

图 2-99　肺经

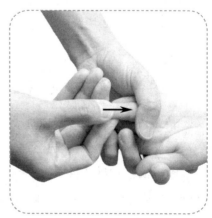

图 2-100　补肺经

十三、肾经　补肾益脑治遗尿

位　置　小指末节罗纹面（图2-101）。

手法操作　用推法自小指末节指纹推向指尖，称为补肾经；反之为清肾经（图2-102）；来回直推为清补肾经。

功　效　补肾经有补肾健脑、温养下元的作用；清肾经有清利下焦湿热的作用。主治：①久病体虚；②五更泄泻、遗尿、尿频、夜尿、小便淋漓刺痛；③虚喘、生长迟缓。

十四、大肠　清利肠腑导积滞

位　置　在食指桡侧缘，指尖至虎口成一直线（图2-103）。

手法操作　用右手拇指桡侧面，自指尖推向虎口为补，称补大肠；反之为清大肠（图2-104）。

功　效　补大肠有涩肠固脱、温中止泻的作用；清大肠有清利肠腑、祛湿热、导积滞的作用。主治泄泻、便秘、痢疾、脱肛等症。

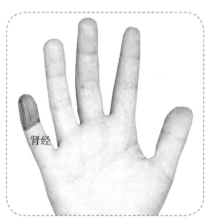

图 2-101　肾经

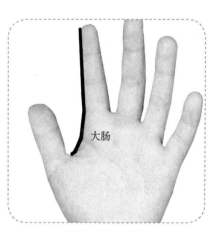

图 2-103　大肠

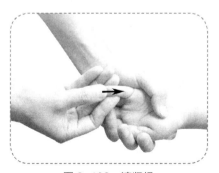

图 2-102　清肾经

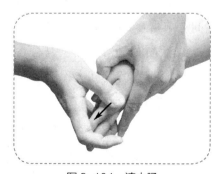

图 2-104　清大肠

十五、小肠 温补下焦治遗尿

位 置 小指尺侧缘，指尖至指根成一直线（图 2-105 ）。

手法操作 用推法自指尖向指根直推为补，称补小肠；反之为清小肠（图 2-106、图 2-107 ）。

功 效 清小肠有清热利尿、泌别清浊的作用。本穴很少用补法。主治小便赤涩、水样泄泻、口舌糜烂等症。

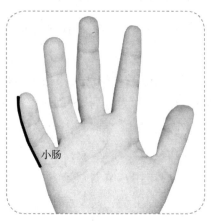

图 2-105 小肠

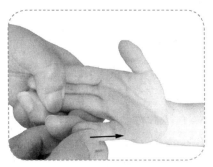

图 2-106 补小肠

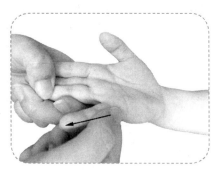

图 2-107 清小肠

十六、四横纹 行滞消食治腹胀

位 置 手掌面，第二至第五指间关节横纹（图 2-108 ）。

手法操作 四指并拢，从食指横纹处推向小指横纹处，称为推四横纹（图 2-109、2-110 ）。

功 效 按揉本穴能调和气血、消胀。主治：①气血不畅；②消化不良、疳积、腹痛、腹胀、唇裂等症。

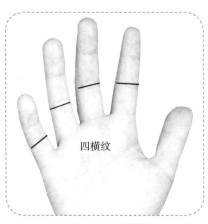

图 2-108 四横纹

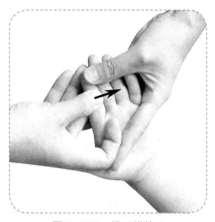

图 2-109　推四横纹 1

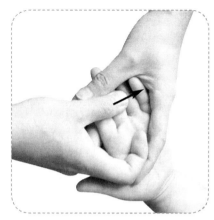

图 2-110　推四横纹 2

十七、胃经　和胃降逆泻胃火

　　位　置　大鱼际桡侧赤白肉际，从掌根至拇指根部（图 2-111）。

　　手法操作　用拇指或中指从掌根推至拇指根部，称清胃经（图 2-112）。

　　功　效　按揉本穴能清中焦湿热、和胃降逆、泻胃火、除烦止渴。主治呕吐、呃逆、便秘、胃胀、胃痛等症。

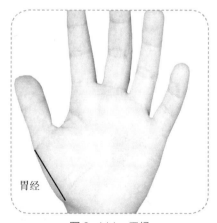

胃经

图 2-111　胃经

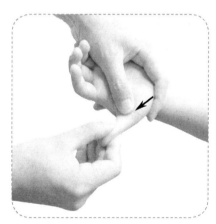

图 2-112　清胃经

十八、板门　健脾和胃治腹胀

　　位　置　手掌大鱼际平面（图 2-113）。

　　手法操作　用拇指揉大鱼际平面中点，称揉板门（图 2-114）。

　　功　效　按揉本穴能健脾和胃、消食导滞。主治：①食积、腹胀、呕吐、泄泻、食欲不振等胃气失和病症；②气喘、嗳气等气机阻滞病症。

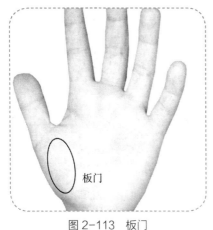

图 2-113　板门

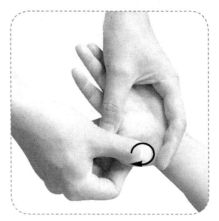

图 2-114　揉板门

十九、内八卦　宽胸降气利平喘

位　置　手掌面，以掌心为圆心，以圆心至中指根横纹内 2/3 和外 1/3 交界点为半径（图 2-115）。

手法操作　画一圆，八卦穴即在此圆上。按顺时针方向用运法，周而复始，称为运内八卦（图 2-116 至图 2-118）。

功　效　按揉本穴能理气化痰、行滞消食。主治：①咳嗽、气喘、胸闷、呕吐、呃逆等气机不利病症；②便秘、疳积。

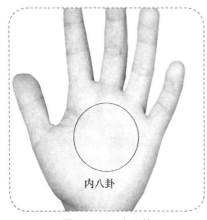

图 2-115　内八卦

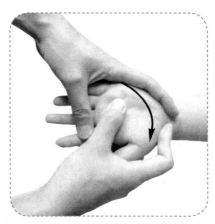

图 2-116　运内八卦 1

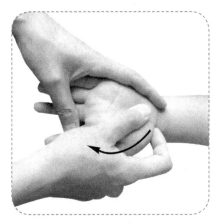

图 2-117　运内八卦 2

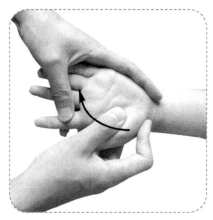

图 2-118　运内八卦 3

二十、小天心　镇惊安神止抽搐

位　置　大小鱼际交接处凹陷中（图 2-119）。

手法操作　用拇指指端揉，称揉小天心（图 2-120）。

功　效　按揉本穴能清热、明目、利尿。主治惊风、抽搐、烦躁不安、夜啼、小便短赤、癃闭、目赤肿痛等病症。

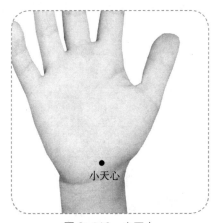

小天心

图 2-119　小天心

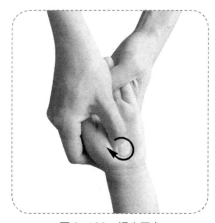

图 2-120　揉小天心

二十一、二扇门　清热解表治风寒

位　置　手背中指根两旁凹陷中（图 2-121）。

手法操作　用两手拇指掐揉，称为掐揉二扇门（图 2-122）。

功　效　按揉本穴能发汗解表、退热平喘。本穴是发汗特效穴，揉时稍用力，速度宜快。主治：①无汗、恶寒、身热等外感表证；②喘息气促等症。

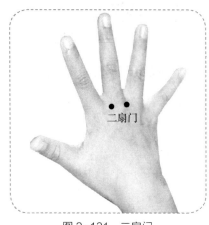

图2-121　二扇门

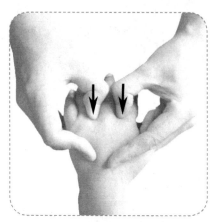

图2-122　掐揉二扇门

二十二、二人上马　散结利水治淋证

位　置　手背第四、五掌骨小头中间的后方凹陷中（图2-123）。

手法操作　用拇指和中指相对揉二马穴，称为揉二马（图2-124）。

功　效　按揉本穴能补肾滋阴。主治小便赤涩、牙痛、潮热烦躁等阴虚阳亢证。

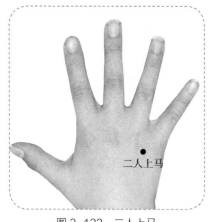

图2-123　二人上马

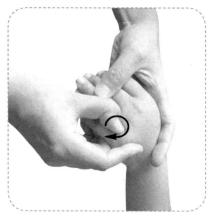

图2-124　揉二马

二十三、外劳宫　发汗解表治寒证

位　置　手背处，与内劳宫相对，在手背侧，第一、二掌骨之间，掌指关节后 0.5 寸处（图 2-125）。

手法操作　用拇指指端揉，称揉外劳宫（图 2-126）。

功　效　按揉本穴能温阳散寒、升阳举陷、发汗解表。主治：①外感风寒、鼻塞流涕等外感风寒证；②腹痛、腹泻、肠鸣、完谷不化等脏腑积寒证。

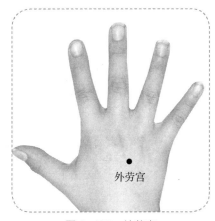

图 2-125　外劳宫

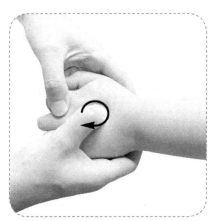

图 2-126　揉外劳宫

二十四、一窝风　温中行气止痹痛

位　置　手背腕横纹中央凹陷处（图 2-127）。

手法操作　用拇指指端揉，称为揉一窝风（图 2-128）。

功　效　按揉本穴能温中行气、止痹痛。主治：①腹痛、关节痛等寒性凝滞导致的疼痛；②无汗、恶寒、发热等外感风寒表证。

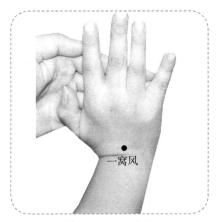

图 2-127　一窝风

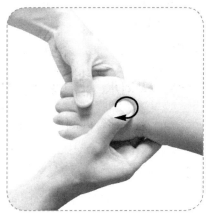

图 2-128　揉一窝风

二十五、三关　益气活血治虚寒

位　置　前臂桡侧，阳池至曲池成一直线（图2-129）。

手法操作　用拇指桡侧面或食、中二指指面，自腕推向肘，称为推三关（图2-130至图2-132）。

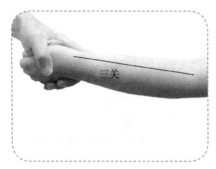

图2-129　三关

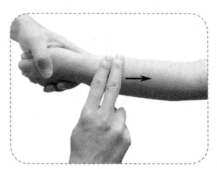

图2-130　推三关1

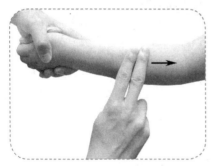

图2-131　推三关2

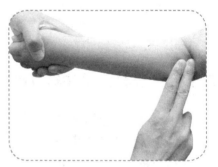

图2-132　推三关3

功　效　本穴性温，能补气行气、温阳散寒。推三关有益气活血、发汗解表的作用。主治：一切虚寒证，腹痛、腹泻、四肢厥冷、面色无华、疳积等阳气不足证。推三关治疗感冒、畏寒肢冷、疹出不透等外感表证。

二十六、天河水　清热解表治热证

位　置　前臂内侧正中，腕横纹至肘横纹成一直线（图2-133）。

手法操作　用食、中二指指腹，从腕推向肘，称为清天河水（图2-134至图2-136）。

功　效　本穴性微凉，能清热解表、泻热除烦。主治：①五心烦热、口燥咽干、唇舌生疮等热性病症；②外感发热、头痛、咽痛等外感热证。

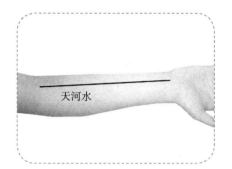

图 2-133　天河水

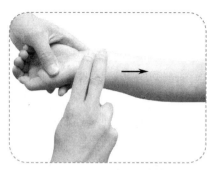

图 2-134　清天河水 1

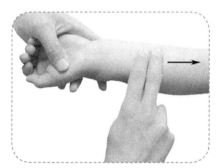

图 2-135　清天河水 2

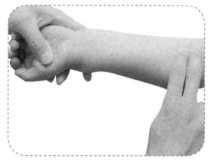

图 2-136　清天河水 3

二十七、六腑　清热解毒治多汗

位　置　前臂尺侧，肘尖至阴池成一直线（图 2-137）。

手法操作　用拇指或食、中二指指腹，自肘尖推向腕横纹，称为退六腑（图 2-138）。

功　效　本穴性寒凉，能清热、凉血、解毒。主治一切实热证，高热、烦躁、口渴、疟腮、惊风、咽痛、便秘、鹅口疮等症。

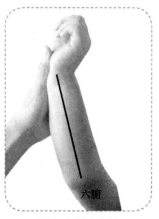

图 2-137　六腑

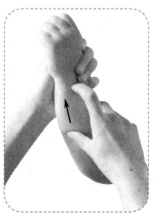

图 2-138　退六腑

下肢部

一、居髎　疏通气血止痹痛

位　置　在髋部，髂前上棘与股骨大转子高点连线的中点处（图2-139）。

手法操作　拇指点揉或弹拨（图2-140）。

功　效　按揉本穴能疏通局部气血、通经活络。主治：①腰腿痹痛、瘫痪；②疝气、少腹痛。

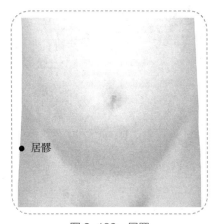

图2-139　居髎

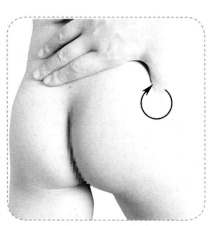

图2-140　点揉居髎

二、环跳　通经活络祛风证

位　置　侧卧屈股，当股骨大转子高点与骶管裂孔连线的外1/3与内2/3交点处（图2-141）。

手法操作　拇指点揉或弹拨（图2-142）。

功　效　按揉本穴能通经活络、祛风。主治：①腰胯疼痛、下肢痿软无力等腰腿病症；②风疹。

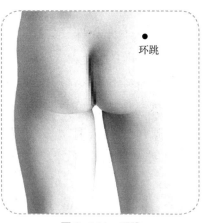

图2-141　环跳

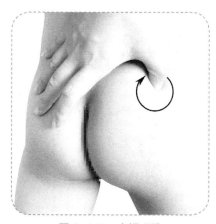

图 2-142 点揉环跳

三、承扶 活血通络治疼痛

位 置 臀横纹的中点处（图 2-143）。

手法操作 拇指点揉或弹拨（图 2-144）。

功 效 按揉本穴能活血通络。主治：①腰、骶、臀、股部疼痛；②痔疮。

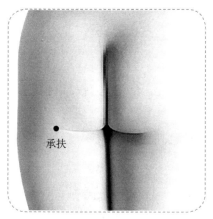

图 2-143 承扶

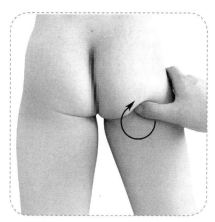

图 2-144 点揉承扶

四、血海 疏通经络止抽搐

位 置 膝上内侧肌肉丰厚处（图 2-145）。

手法操作 用拇指和食、中二指对称提拿，称为拿血海；用拇指指端按揉，称为按揉血海（图 2-146、图 2-147）。

功 效 按揉本穴能通经络、止抽搐。主治下肢瘫痪痹痛、四肢抽搐等症。

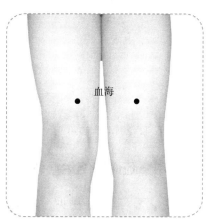

图 2-145 血海

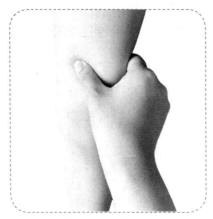

图2-146 拿血海

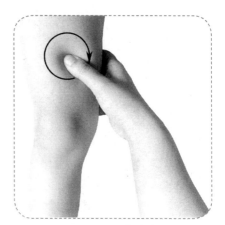

图2-147 揉血海

五、膝眼　息风止痉定惊风

位　置　膝盖两旁凹陷中（图2-148）。

手法操作　用拇、食二指分别在两侧膝眼上按揉，称为按揉膝眼（图2-149）。

功　效　按揉本穴能息风止痉。主治惊风抽搐、下肢痿软无力、膝痛、膝关节扭伤的病症。

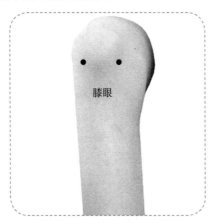

膝眼

图2-148 膝眼

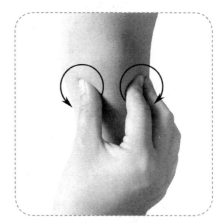

图2-149 揉膝眼

六、委中　疏通经络治痿软

位　置　腘窝正中央，两大筋之间（图2-150）。

手法操作　用拇、食二指拿腘窝中筋腱，称为拿委中（图2-151）。

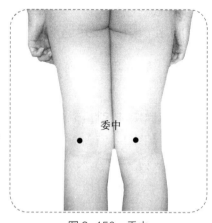

图 2-150 委中

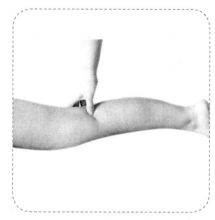

图 2-151 拿委中

功 效 按揉本穴能止抽搐、通经络。主治四肢抽搐、下肢痿软无力等经络不通的病症。

七、足三里 小儿保健常用穴

位 置 外侧膝眼下 3 寸，胫骨外侧约一横指处（图 2-152）。

手法操作 用拇指按揉，称为按揉足三里（图 2-153）。

功 效 按揉本穴能健脾和胃、调中理气。本穴是小儿保健常用穴。主治：①呕吐、泄泻、腹胀、腹痛；②各种慢性病。

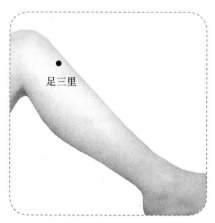

图 2-152 足三里

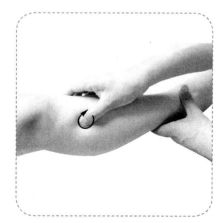

图 2-153 揉足三里

八、三阴交　清利湿热通血脉

位　置　内踝尖直上 3 寸处（图 2-154）。

手法操作　用拇指或中指指端按揉，称为按揉三阴交（图 2-155）。

功　效　按揉本穴能通血脉、活经络、疏通下焦、清利湿热。主治：①遗尿、癃闭、小便短赤涩痛等泌尿系统病症；②消化不良、腹胀等脾胃病症。

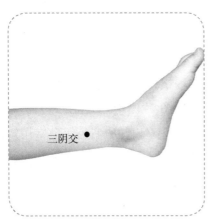

图 2-154　三阴交

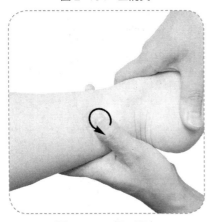

图 2-155　揉三阴交

九、涌泉　引火归元退虚热

位　置　足掌心前 1/3 凹陷处（图 2-156）。

手法操作　用拇指指端按揉，称为揉涌泉（图 2-157）。

功　效　按揉本穴能引火归元、退虚热、止吐泻。左揉止吐，右揉止泻。主治：①五心烦热、夜啼、烦躁不安等虚火上炎病症；②发热、呕吐等实热证。

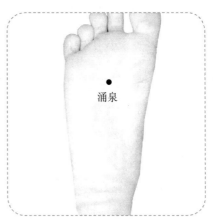

图 2-156　涌泉

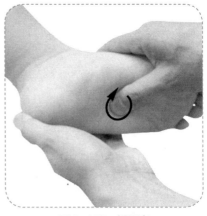

图 2-157　揉涌泉

第三章　小儿推拿常用手法

小儿按摩常用基本手法，其名称和操作手法虽与成人按摩基本相同，但在临床运用时有较大出入。小儿按摩重用指法，多用手指着力，在患儿治疗部位或穴位上操作，主要包括下列手法。

基本手法

一、摩法

运用手指指腹或手掌等着力，轻按于患儿肢体的治疗部位或穴位的皮肤之上，反复进行环形摩擦皮肤，使其产生轻松舒适之感，具有理气和血、镇静止痛作用的手法。主要有指摩法和掌摩法。其中以掌摩法常用，又称"摩腹"。

掌摩法：以手掌置于腹部，反复进行环形而有节律地抚摩（图3-1至图3-3）。

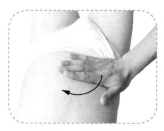 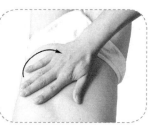 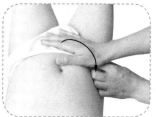

图3-1　掌摩法1　　　　　图3-2　掌摩法2　　　　　图3-3　掌摩法3

二、掐法

用拇指指甲尖着力，掐于患儿穴位上，使其产生相应的感觉，具有疏通经络、解痉镇痛、急救等作用的手法。这是一种刺激较强的手法，使用时注意不可刺破皮肤。包括双手掐法和单手掐法。

双手掐法：以双手的拇指指甲同时用力，掐按治疗部位（图3-4）。

单手掐法：以单手的拇指指甲用力，掐按治疗部位（图3-5）。

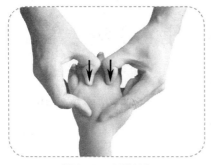 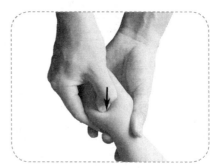

图3-4　双手掐法　　　　　　　　　图3-5　单手掐法

三、指推法

运用单手或双手手指按于患儿治疗部位或穴位上，向前，或由中间向两侧，或由两侧向中间用力推之的手法，具有通经活络、调节气血的作用。主要包括直推法、分推法、合推法。

直推法：以拇指或食、中指指面按于治疗部位，向前沿直线单方向推动（图3-6、图3-7）。

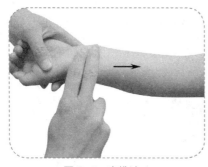 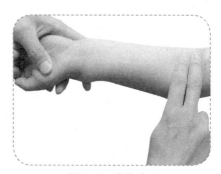

图3-6　直推法1　　　　　　　　　图3-7　直推法2

分推法：以双手拇指桡侧或指面，自穴位中间向两旁分推（图3-8、图3-9）。

合推法：以拇指桡侧缘自穴位两端向中央推动（图3-10、图3-11）。

四、拿法

运用单手或双手，以拇指掌面与其余四指掌面对合呈钳形，施以夹力，

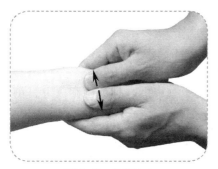

图 3-8 分推法 1

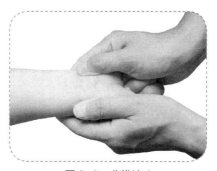

图 3-9 分推法 2

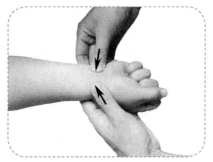

图 3-10 合推法 1

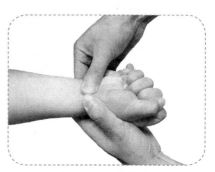

图 3-11 合推法 2

以掌指关节的屈伸运动所产生的力将患者肌肉提起的手法。具有通经活络、活血化瘀、放松肌肉、缓解痉挛的作用（图 3-12）。

五、揉法

运用手指或手掌按于患儿肢体的治疗部位或穴位之上，反复进行"顺时针"或"逆时针"方向的环旋揉动，使力渗透达肌肉层，具有通经活络、活血化瘀、缓解痉挛、调节脏腑功能的作用。包括掌揉法和指揉法。

指揉法：以指端着力于穴位环旋揉动（图 3-13）。

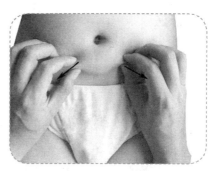

图 3-12 拿法

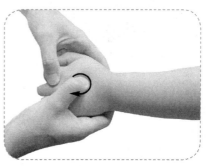

图 3-13 指揉法

六、擦法

运用手掌掌面或手掌大、小鱼际着力，按于患儿治疗部位或穴位上，沿直线快速往返擦动皮肤的手法，其力只达皮肤及皮下，具有调和营卫、消炎散肿、散风祛寒的作用。主要包括掌擦法和鱼际擦法。

鱼际擦法：以大鱼际或小鱼际在治疗部位上往返擦动（图 3-14、图 3-15）。

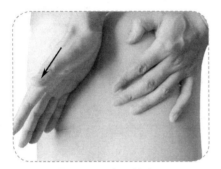 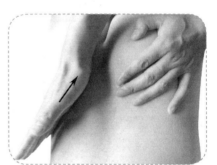

图 3-14　鱼际擦法 1　　　　　　　　图 3-15　鱼际擦法 2

七、抹法

运用手指或手掌着力，在患儿治疗部位上，做上下或左右的单方向反复抹动的手法，有调和营卫、疏通经络、理气活血的作用（图 3-16、图 3-17）。

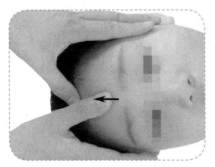 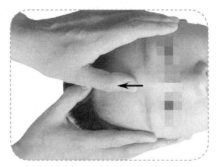

图 3-16　抹法 1　　　　　　　　图 3-17　抹法 2

八、捣法

运用中指尖或指间关节突着力，反复快速而有节奏地叩击捣动的手法。有疏通经络、调节气血的作用（图 3-18、图 3-19）。

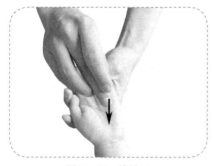

图 3-18　捣法 1

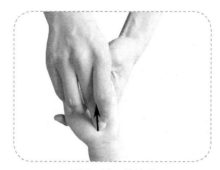

图 3-19　捣法 2

九、运法

以拇指或食、中指指端在一定穴位上由此往彼做弧形或环形推动的手法。有调和营卫、散风祛寒的作用（图 3-20、图 3-21）。

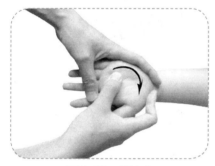

图 3-20　运法 1

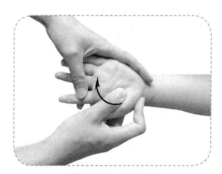

图 3-21　运法 2

十、捏法

运用双手拇指指腹与食、中指指腹相对，或与食指中节桡侧相对着力，夹持于治疗部位上，合力将其捏起，边捏边移动位置的手法，具有放松肌肉、缓解痉挛、调理脏腑功能的作用。包括三指捏法和二指捏法。主要作用于脊柱，故又称"捏脊"（图 3-22、图 3-23）。

十一、搓法

以两手夹住肢体，相对用力，做相反方向的快速搓动，同时上下往返移动。本法主要用于四肢、胸胁，有舒理肌筋、调和气血的作用，多作为治疗结束时的手法（图 3-24、图 3-25）。

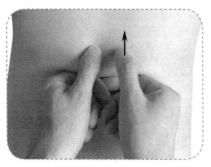

图 3-22　捏法 1

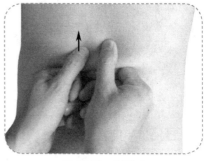

图 3-23　捏法 2

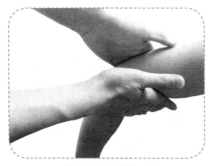

图 3-24　搓法 1

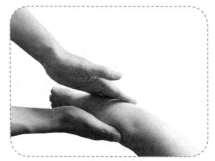

图 3-25　搓法 2

十二、弹拨法

用拇指罗纹面或尺骨鹰嘴着力于施术部位，垂直于肌腱、肌腹往返用力。本法分为拇指弹拨法和肘弹拨法。用拇指弹拨法时，以上肢带动拇指用力（图 3-26）。小儿肢体柔弱，一般不用肘弹拨法。

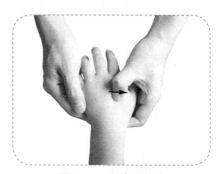

图 3-26　拇指弹拨法

小儿推拿复式手法

小儿推拿复式操作手法，指具有特定动作与步骤、特定名称和主治功用的一类手法。复式操作手法名称是以手法动作的形式、作用的穴位或临床治疗作用等而综合制定的。

小儿推拿复式操作手法的特点：一是复式操作手法涉及多穴位、多手法联合运用。其疗效较单一手法及穴位显著与全面，备受历代推拿学者重视。二是复式操作手法涉及关节运动。三是复试操作手法操作时间和次数相对恒定。四是复式操作手法在小儿推拿著作中普遍存在同名异法和同法异名现象。

一、黄蜂入洞

操作部位：双鼻孔。

操作方法：以一手轻扶患儿头部，使患儿头部相对固定，另手食、中两指的指端着力，紧贴在患儿两鼻翼内侧下缘处（口禾髎），以腕关节为主动，带动着力部分做反复不间断揉动 50~100 次。

作用：发汗解表，宣肺通窍。

临床应用：用于治疗外感风寒、发热无汗、急慢性鼻炎、鼻塞流涕、呼吸不畅等病症。

《幼科推拿秘书》："黄蜂入洞，此寒重取汗之奇法也。洞在小儿两鼻孔，我食、将二指头，一对黄蜂也。其法屈我大指，伸我食、将二指，入小儿两鼻孔揉之，如黄蜂入洞之状。用此法汗必至，若非重寒阴证，不宜用，盖有清天河捞明月法。"

二、开璇玑

操作部位：胁肋及脘腹部。

操作方法：医者先用两手拇指自患儿璇玑穴处沿胸肋分推，并自上而下分推至季肋部，再从胸骨下端鸠尾穴处向下直推至脐部，再由脐部向左右推摩患儿腹部，并从脐部向下直推至小腹部，最后再做推上七节骨。上述各法各操作 50~100 次。

作用：宣通气机，消食化痰。

临床应用：用于治疗痰闭胸闷、咳喘气促、食积腹胀、腹痛、呕吐、泄泻、外感发热、神昏惊搐等病症。

三、按弦走搓摩

操作部位：两胁至肚角。

操作方法：患儿坐位或由家长抱坐怀中，将患儿两手交叉搭在对侧肩上，医者面对患儿坐其身前。用两手掌面着力，轻贴在患儿两侧胁肋部，呈对称性地搓摩，自上而下搓摩至肚角处 50~500 次。

作用：理气化痰，健脾消食，消积散结。

临床应用：用于治疗痰积、咳嗽气喘、胸胁不畅、腹痛、腹胀、饮食积滞、肝脾肿大等病症。

《按摩经》："按弦走搓摩，动气化痰多……按弦搓摩，先运八卦，后用指搓病人手，关上一搓，关中一搓，关下一搓，拿病人手，轻轻慢慢而摇，化痰可用。"

四、揉脐及龟尾并擦七节骨

操作部位：肚脐、第四腰椎至尾骨端。

操作：患儿仰卧位，医者坐其身旁。用一手中指或食指、中指、无名指三指罗纹面着力揉脐。患儿俯卧位，医者再用中指或拇指罗纹面揉龟尾穴。最后用拇指罗纹面自龟尾穴向上推至命门穴为补，或自命门穴向下推至龟尾穴为泻。操作 100~300 次。

作用：通调任督，调理肠腑，止泻导滞，通大便。

临床应用：用于治疗便秘用泻法。实证腹泻、赤白痢疾先用泻法，待大肠热毒已去，再用补法。虚证腹泻用补法。

《幼科推拿秘书》："此治痢疾水泻神效。此治泄痢之良法也。龟尾者，脊骨尽头尾间穴也。七节骨者，从头骨数第七节也。其法以我一手，用三指揉脐，又以我一手，托揉龟尾。揉迄，自龟尾擦上七节骨为补，水泻专用补，若赤白痢，必自上七节骨擦下龟尾为泄，推第二次，再用补。先去大肠热毒，然后可补也。伤寒后，骨节痛，专擦七节骨至龟尾。"《小儿按摩经》："揉龟尾并揉脐，治儿水泻、乌痧、膨胀、脐风、月家盘肠等症。"

五、水底捞月

操作部位：小指掌面至手掌心内劳宫处。

操作方法：医者左手拿住小儿左手四指，掌心向上，右手食、中二指固定其拇指。以右手拇指指端自患儿小指尖，沿小指掌面至指根，经小鱼际至小天心，后转入内劳宫穴再一拂而起，如捞月之状，共操作 30~50 次。

亦可用冷水滴入掌心，接着医者用右手中指在内劳宫周围旋运之，并结合吹气，边吹凉气边旋运之，速度宜慢不宜快，以不超过 18 口气为限。

作用：清热凉血，宁心除烦。

临床应用：性寒凉，有退热之功。用于小儿发热。

《按摩经》："水底捞月最为良，止热清心此是强……水底捞月，大寒。做法，先清天河水，后五指皆跪，中向前跪，四指随后，右运劳宫，以凉气呵之，退热可用。若先取天河水至劳宫，左运呵暖气，主发汗，亦属热。"

六、打马过天河水

操作部位：从掌心向上至洪池处。

操作方法：先用拇指运患儿内劳宫 30~50 次，然后将患儿四肢屈曲并以左手握住，右手食、中二指蘸水然后从腕到肘方向在皮肤上一起一落拍打至洪池穴。其声音就像是马过河发出的响声。一边拍打，还要一边以同一方向吹气，因为蘸有清水，所以有清凉的感觉，可以迅速带走体内的高温。

功用：退热、活络、通利关节。

临床应用：治疗小儿恶寒发热、手臂麻木、肘、腕关节活动不利。一般打马过天河水比清天河水清热力度强，用于一切实热证。若宝宝烧到 39.5℃以上，建议配伍退六腑 300 次，可以退脏腑实热，尤其针对高烧不退，效果非常明显。

七、运土入水

操作部位：拇指端的桡侧，掌边及小指端的尺侧缘。

操作方法：医生以左手握住患儿之手指，以拇、中二指捏住患儿拇指并使其掌心朝上。医者用右手拇指循患儿拇指掌面桡侧缘－大鱼际桡侧缘－掌横纹－小鱼际尺侧缘－小指掌面尺侧缘，止于小指端，此为 1 遍，可操作100~200 遍。

作用：清脾胃之热，补肾水之不足。

临床应用：用于土盛水枯之证，如小便频数赤涩、吐泻等。

《幼科推拿秘书》："运土入水，补。土者，脾土也，在大指。水者，坎水也，在小天心穴上，运者从大指上，推至坎宫。盖因丹田作胀、眼睁、为土盛水枯，运以滋之，大便结甚效。"

八、运水入土

操作部位：同运土入水。

操作方法：操作方向与运土入水相反。

临床应用：水盛土枯之证。疳积、消化不良、便秘等。

九、总收法

操作部位：肩部和上肢。

操作方法：用左手中指点按小儿的肩井穴。右手握住小儿的食指和无名指，牵拉并摇动患儿上肢数次。

临床应用：通行一身之气血，提神。不论何种病症进行推拿治疗，都以本法为结束手法，故名总收法。

第四章 小儿生理、病理特点

一、生理特点

小儿与成人有着不同的生理特点，年龄越小，表现越明显。小儿生理特点突出表现在以下两个方面。

（一）脏腑娇嫩，形气未充

脏腑即五脏六腑；娇嫩指小儿发育不成熟、不完善；形是指机体的形体结构，如脏腑经络、四肢百骸、精血津液等；气是指人体的各种生理功能，如肺气、脾气、肾气等；充指充实、完善。脏腑娇嫩，形气未充，是对小儿处于生长发育时期，其机体脏腑的形态尚未成熟、各种生理功能尚未健全现象的概括。《灵枢·逆顺肥瘦》有"婴儿者，其肉脆、血少、气弱"，《小儿药证直诀·变蒸》有小儿"五脏六腑，成而未全……全而未壮"，《万氏家藏育婴秘诀·幼科发微赋》有小儿"血气未充""肠胃脆薄""精神怯弱"等论述。这些论述充分说明了小儿出生后，机体赖以生存的物质基础虽已形成，但尚未充实和坚固，机体的各种生理功能虽已运转，但尚未成熟和完善。

小儿五脏六腑的形与气皆属不足，需随着年龄的增长，不断充盛、完善和成熟，尤以肺、脾、肾三脏不足更为突出。小儿肺脏娇嫩，卫外功能未固，外邪每易由表而入，侵袭肺系，故小儿感冒、咳喘等肺系病证最为常见。小儿脾常不足，脾胃的运化功能尚未健旺，而因生长发育迅速，对精血津液等营养物质的需求却比成人多，因此，小儿易为饮食所伤，出现积滞、呕吐、腹泻等疾患。小儿肾常虚，表现为肾精未充，肾气不盛，青春期前的女孩无"月事以时下"、男孩无"精气溢泻"，婴幼儿二便不能自控或自控能力较弱等。此外，小儿心、肝两脏亦未臻充盛，功能尚不健全。心主血脉、主神明，小儿心气未充、心神怯弱，表现为脉数，易受惊吓，思维及行为的约束能力较差。肝主疏泄、主风，小儿肝气尚未充实、经筋刚柔未济，表现为好动，易发惊惕、抽风等症。明代医家万全在总结前人经验和长期临床实践的基础上，根据小儿五脏特点提出了"三不足、二有余"的学术思想。其中"三不足"指：小儿脾常不足，"不足者，乃谷气之自然不足也"；肺常不足，"肺为娇脏，难调而易伤也"；肾常虚则由于"肾主虚者，此父母有生之后，禀气不足之谓也"。"二有余"指小儿肝常有余、心常有余者，"此有余为生长之气自然之有余""所谓有余不足者，非经云虚实之谓也"，亦是对小儿生理特点的描述。如论述肝常有余者："盖肝乃少阳之气，人之初生，如木之方萌，乃少阳生长之气，以渐而壮，故有余也。"论述心常有余者："心亦曰有余者，心属火，旺于夏，所谓壮火之气也。"均是从小儿的生理特点出发，阐明肝、心两脏是其生机旺盛的动力。这些论述丰富了中医儿科学基础理论。

清代医家吴鞠通将小儿这一生理特点概括为"稚阳未充，稚阴未长"。这里的"阴"，是指人体的精、血、津液及脏腑、筋骨、脑髓、血脉等有形之物，"阳"指脏腑的各种生理功能活动，"稚"指幼嫩而未臻成熟。稚阴稚阳包括了机体柔嫩、气血未盛、脾胃薄弱、肾气未充、腠理疏松、神气怯弱、筋骨未坚等特点。吴鞠通的稚阴稚阳理论从阴阳学说方面进一步阐明了小儿时期无论在形体还是生理功能方面，都处于相对不足的状态，随着年龄的增长逐步趋向成熟、完善。

（二）生机蓬勃，发育迅速

小儿的机体无论是在形体结构方面，还是在生理功能方面，都在不断地、迅速地向成熟、完善的方向发展，而且年龄越小，这种发育的速度越快，显示出小儿不同于成人的蓬勃生机，这种生机既是促进机体形态增长、功能完善的动力，亦是促进疾病康复的主力。

古人观察到小儿生机盎然的特点，进而提出了"纯阳"说。所谓"纯阳"是指小儿在生长发育的过程中，表现得生机旺盛，好比旭日之初升、草木之方萌、蒸蒸日上、欣欣向荣，正说明了"生机蓬勃、发育迅速"这一生理特点。《颅囟经·脉法》最早提出："凡孩子三岁以下，呼为纯阳，元气未散。"此后，历代医家对纯阳说的理解与解释不尽一致，多从病理角度进行阐述。如叶天士《幼科要略·总论》说："褓褓小儿，体属纯阳，所患热病最多。"《黄帝内经宣明论方·小儿门》说："大概小儿病者纯阳，热多冷少也。"指出了小儿一旦患病，病邪易从热化，临床小儿热性病最多。当代医家多遵从《颅囟经·脉法》原文，并结合小儿的生长发育过程，从小儿生理方面去认识，理解为小儿生命活动旺盛，不断地由形气未充向着体格、智力以及脏腑功能活动的迅速完善和成熟发展的生理特点。

"稚阴稚阳"和"纯阳"学说概括了小儿生理特点的两个方面。"稚阴稚阳"学说论述小儿脏腑的形态、功能均较幼稚不足；"纯阳"学说概括小儿在生长发育、阳充阴长的过程中，表现出生机旺盛、发育迅速、欣欣向荣的生理现象。两学说也为阐明小儿病因病理特点、指导临床诊疗提供了重要的理论依据。"三不足二有余"学说则是对小儿生理特点的具体描述，有助于更好地理解小儿生理特点。

二、病理特点

由于小儿具有不同于成人的生理特点，在发病情况、疾病种类及病情演变与转归上与成人亦有差异，具体表现在以下两个方面。

（一）发病容易，传变迅速

小儿发病容易、传变迅速的病理特点是由其生理特点所决定的。由于脏腑、阴阳稚弱，形气未充，"脏腑薄，藩篱疏，易于传变；肌肤嫩，神气怯，易于感触"（《温病条辨·解儿难·儿科总论》）。因而，小儿适应外界环境、抵御外邪入侵及其他各种病因的能力均较成人低下，易于感受外邪及为饮食、药物等所伤，较成人容易发病，且一旦发病之后，较成人病情多变而传变迅速。所以，小儿需要加倍精心保育调护，方能减少疾病发生。

小儿易发疾病，除先天禀赋及与胎产护理有关的病证外，常见病、多发病突出表现在肺、脾、肾系疾病和传染病等方面。

肺为娇脏，主一身之气、开窍于鼻、司呼吸、外合皮毛。小儿肺脏娇嫩不足、卫外功能未固，对环境气候变化的适应能力以及被外感邪毒侵袭后的抗御能力均较差，加之小儿寒热不能自调、家长护养常有不当，故外感诸因，不论从鼻口而入或从皮毛而入，均可客犯肺系而发病，如患感冒、喉痹、咳嗽、肺炎喘嗽等，使肺系疾病成为儿科发病率最高的一类疾病。

小儿脾常不足，脾胃发育未臻完善，其脾胃之体成而未全、脾胃之气全而未壮，加之小儿饮食不知自节，某些家长缺乏育儿知识喂养不当、冷暖调节不当、用药不当，易于损伤脾胃，造成受纳、腐熟、精微化生传输方面的异常，产生脾系疾病，如呕吐、腹痛、泄泻、厌食、积滞、疳证等，进而造成其他脏腑的濡养不足，衍生出多种相关疾病或使原有疾病发作、加重。脾系疾病是目前儿科临床上发病率占第二位的一类疾病。

小儿"肾常虚"，是针对小儿"气血未充，肾气未固"而言。肾藏精，主骨，为先天之本。肾的这种生理功能对于处在不断生长发育之中的小儿尤为重要，它直接关系小儿骨骼、脑、发、耳、齿的形态发育及功能成熟。因而，在临床上小儿肾精失充、骨骼改变的疾病，如五迟、五软、解颅、遗尿、水肿等也属常见。

小儿形气未充，抗御外邪的能力低下，故易为疫疠时邪侵袭而发病。邪从口鼻与皮毛而入，袭于肺卫，发为麻疹、水痘、痄腮、丹癣、顿咳、手足口病等传染性疾病；邪从口入，脾胃受邪，导致流行性腹泻、痢疾、肝炎等疾病。传染病一旦发生，很容易在儿童中相互传播，造成流行。

此外，小儿"肝常有余、心常有余"的生理特点，也会在病理上有所表现。由于小儿心肝发育未臻成熟，心怯神弱、肝气未盛，外邪一旦侵袭，易于鸱张入里，化毒化火，犯肝而生风、犯心而生惊，故易发生心肝病证，如壮热、昏迷、抽搐之惊风、疫毒痢、暑温等。

小儿疾病发生之后传变迅速的病理特点，主要表现在寒热虚实等病性的迅速转化、演变与夹杂较成人突出，即易虚易实、易寒易热。

由于小儿阴阳、脏腑、气血娇嫩稚弱，形气未充，邪气客犯易于鸱张而炽盛；又由于小儿脏气清灵、生机旺盛、活力充沛、反应敏捷，对于病因能做出迅速反应，全力与邪气抗争，则形成邪盛正抗之实证。由于小儿脏腑、气血娇嫩稚弱，形气未充，起病后则易出现邪盛伤正，致正气耗伤，而呈虚证，如诸热证之灼津、伤阴、耗气、损阳均比成人容易出现。

由于小儿"稚阴未长"，邪热又易伤阴津，故易见邪热炽盛之实热证与阴虚阳亢之虚热证。又由于小儿"稚阳未充"，阳气稚弱又易遭损伤，故易见外感寒邪、内伤生冷之寒实证，或者阳气亏虚之虚寒证。在邪正交争的过程中，又易见寒证邪炽化热、热证伤阳转寒，或者寒热夹杂、虚实夹杂的演变转化复杂证候。例如，小儿外感风寒易于化热，表现为表实热证，发病后易于传变入里，由感冒发展为肺炎喘嗽，表现为痰热闭肺之里实证，若是患儿原本阳气不足，加之邪气伤阳，则又可迅速并发心阳虚衰之变证，继而经及时救治，回阳救逆，又可以再由虚转实，重回痰热闭肺证，这就是儿科临床常见的寒热、虚实转化的实例。

小儿疾病传变迅速除具体表现为病性转化迅速外，还表现在病位的扩大与传变等方面，表现为一脏而及他脏、一经而及他经，于脏腑经络之间迅速传变。例如：感受风邪，病感冒而发于肺，但常可及于大肠而致泄泻；痄腮病发于少阳经，造成腮部漫肿疼痛，又易于传至厥阴经，产生睾丸肿痛、少腹疼痛的变证；水痘、痄腮等传染病邪盛易内陷心肝发生急惊风；丹痧疫疡之邪可传变于心、肾经络，发为心悸、水肿、痹证等病症。

（二）脏气清灵，易趋康复

与成人相比，小儿生机蓬勃、体属纯阳，虽然小儿患病具有较成人易于传变、加重的特点，但其病情好转的速度亦常较成人为快，疾病治愈的可能性也较成人要大。除病因单纯，病中少七情影响外，小儿病证易于康复的主要原因是生机旺盛、活力充沛、脏气清灵、较少陈年痼疾，发病之后表现出较强的生命力和恢复能力，对药物等治疗的反应也比较敏捷。例如：小儿感冒、咳嗽、泄泻等病证多数发病快，好转也快；小儿哮喘、癫痫、阴水等病证虽病情缠绵，但其预后较成人相对为好。正如《景岳全书·小儿则》所说："其脏气清灵，随拨随应，但能确得其本而撮取之，则一药可愈，非若男妇损伤、积痼痴顽者之比。"所以，小儿病证一般比成人易趋康复。

总之，对于儿科病证，既要掌握小儿易于发病、病后易于传变的规律，也要了解其脏气清灵、易趋康复的特点，做到准确诊断、及时治疗，不仅对于儿科的轻病浅证要有信心，即使是重病顽证也不要轻易气馁，要充分应用各种治疗手段，全力以赴地积极救治，调动小儿机体自身的抗病康复功能，争取最佳的治疗效果。

第五章　小儿推拿辨证论治特点

一、病因特点

小儿发病的病因与成人大致相同，但由于小儿具有自身的生理特点，因而对不同病因的易感程度与成人有明显的差别。小儿病因以外感、食伤和先天因素居多，情志、意外因素及医源性伤害亦不能忽视。此外，不同年龄小儿对不同病因的易感程度也不相同，如年龄越小对六淫邪气的易感程度越高，年龄越小因乳食所伤患病的情况越多，先天因素致病则常发生于胎儿期。

（一）外感因素

小儿为稚阴稚阳之体，脏腑娇嫩，形气未充，肺常不足，加之寒温不知自调，家长常有护养不周，因而六淫和疫病之邪等外感因素致病最为多见。

六淫邪气是风、寒、暑、湿、燥、火六种外感病邪的统称。风、寒、暑、湿、燥、火在正常情况下称为"六气"，是自然界六种不同的气候变化。当六气太过或不及时，或者非其时而有其气，便成为导致人体患病的原因，称为"六淫"。外感六淫诸邪因客犯部位不同而所患病证不同。如风寒之邪客犯肺卫则病感冒、乳蛾、喉痹，客犯肺系气道则病咳嗽，客犯于肺则病肺炎喘嗽，客犯于胃，胃气上逆则病呕吐，客犯脾胃肠则病泄泻。

疫病之邪是一类具有强烈传染性的病邪，其性峻烈、迅猛，具有较强的传染性并可造成流行，其发病常有明显的季节性，多从鼻、口、肌肤而入。其证发病急骤、进展迅速、症状相似，即某种疫病之邪会专门侵犯某脏腑经络或某一部位而发某病，某一种疫病之邪只能引起某一种疫病，其病如暑温、痄腮、顿咳、疫毒痢及麻疹等发疹性疫病。

寄生虫卵多随污染之饮食或手等经口而入。由于小儿智识未开，未养成良好的卫生习惯，且脏腑娇嫩、形气未充，加之体内湿热、积热蕴结，利于寄生虫之感染及滋生繁衍。寄生虫居于体内，阻塞气机，耗伤气血，游走移客，致患无穷。其证有消瘦乏力、气血不荣、皮疹瘙痒、腹痛积聚等。

（二）乳食因素

由于小儿脏腑娇嫩、形气未充，在形体结构上脾胃脆薄，在功能上脾常不足而虚弱。小儿处于迅速生长发育过程中，生机旺盛，水谷精微需求相对较大，脾胃负担较重。加之小儿神识未开，饮食不知自节，家长常有喂养不当。因此，乳食因素易伤小儿。乳食因素，包括乳食不节、乳食不洁，在小儿病因中占有重要地位。

乳食不节的致病机制：①饮食损伤脾胃。喂养方法不当，饮食性质不适宜，饮食量或质的过度，均可损伤脾胃，引起脾气受损、肠胃不和，使腐熟、运化、泌别、传导功能失健或失司，发为呕吐、积滞、泄泻、厌食、疳证等病证。②饮食不足伤正。由于饮食量少、质次等引起水谷精微摄入量不足，如因初生缺乳，或未能按期添加辅食，乳食偏少使脏腑失养，造成阴阳、脏腑、气血虚弱，常发为厌食、疳证、血虚等病证。③饮食营养不均。由于小儿幼稚，不能自调、自控饮食，易于养成挑食、偏食、嗜食等不良习惯，造成营养成分不均衡，致使阴阳、脏腑、气血失衡，某一方面偏盛、另一方面虚弱，使原就比成人强弱不均的阴阳、脏腑、气血更加强弱不均，这是造成小儿体质不平和，某些病证好发的内在基础及条件。如过食寒凉易伤阳，过食辛热易伤阴，过食肥甘厚腻易伤脾，某些食品易过敏等，可引起厌食、泄泻、哮喘、湿疹等病证。

饮食不洁也是常见的饮食致病因素，小儿智识未开、缺乏卫生知识，脏手取食，或误进污染食物，易引起肠胃疾病，如吐泻、腹痛、肠道虫症，甚至细菌性痢疾、伤寒、病毒性肝炎等。

（三）先天因素

先天因素指禀赋胎产因素，即小儿出生前已形成的病因。上代双亲的身体状况对子代有着重要影响，特别是妊母的健康与否，对胎儿的影响更为突出，包括禀赋因素、体质相传、病证相传等，或父系遗传性疾病基因，或者妊娠期间母病、母弱、母血不壮，或孕母患病治疗用药不当、起居失常等因素，致胎儿宫内发育不良，使小儿先天禀赋薄弱，阴阳不足、气血未充，五脏六腑、肢体筋骨、五官九窍发育不良等，形成胎弱、胎怯、胎惊、胎痫、痴呆，以及各种先天性畸形、遗传代谢性疾病等。

（四）情志因素

由于小儿对周围环境的认识角度不同于成人，因而导致小儿为病的情志因素与成人有着一定的区别。一般七情为病，小儿少于成人。但由于神志发育逐渐完善，五志已全，七情皆有，亦可过极而致病。家长对孩子过于溺爱，以及教育不得法，责打凌辱，或环境改变，均可引起情志抑郁成疾。七情中，婴幼儿因惊致病更为多见，可形成夜啼、心悸、惊惕、惊风等病证，威胁小儿的身心健康。所欲不遂，或食时责骂，思虑伤脾是小儿情志致病的又一常见形式，其发病有厌食、积滞、腹痛、腹胀等。家长对子女的期望值过高、学习负担过重，都易于引发精神行为障碍类疾病。

（五）意外因素

由于小儿智识未开，活动范围增大，且缺乏生活经验和自理能力，对外界一切危险事物和潜在的危险因素缺乏识别和防范，加之生性好奇，以及保育人员的一时失误，意外因素发病的可能性则大为增加。诸如中毒、误入异物、外伤、溺水、触电、毒虫毒蛇咬伤等意外，轻则给小儿带来痛苦，重则可造成伤残，甚至死亡。

在分娩过程中，如产程过长或胎吸、产钳等工具使用不当，可致头颅血肿、斜颈、窒息、五迟五软等病证；在断脐及脐带结扎过程中，护理不当则可发生脐部疾病、脐风、赤游丹等病证。

（六）其他因素

环境污染、食品污染或农药残留激素含量超标等，已成为当前社会普遍关心的致病因素。放射性物质损伤，包括对胎儿和儿童的伤害，已引起广泛关注。医源性损害，包括诊断失误、用药不当、药品不良反应、手术损伤、护理不当、院内感染等，有逐年增多的趋势，需引起儿科工作者的重视。

二、望诊特点

望诊，是医生通过观察患儿的神、色、形、态、舌象及二便等异常变化，以诊察疾病的一种方法。望诊被历代儿科医家列为四诊之首，认为"小儿病有诸于内，必形于外"。小儿肌肤嫩薄，反应灵敏，凡外感六淫，内伤乳食，以及脏腑功能失调，或气血阴阳的偏盛偏衰，均易从面、唇、舌等苗窍各部显现出来，其反映病情的真实性较成人更为明显，不易受患儿主观因素的影响。通过望诊可以观察病儿全身和局部情况，从而获得与疾病有关的辨证印象。因此望诊在儿科疾病的诊断上显得尤为重要。

儿科望诊内容主要包括整体望诊（望神色、望形态）和分部望诊（审苗窍、辨斑疹、察二便、察指纹）两个方面。

（一）望神色

望神色就是观察小儿的精神状态和面部气色。神是指小儿的精神状态，色是指面部气色。望神可以了解五脏精气盛衰和病情轻重及预后，通过对小儿目光、神态、表情、反应等方面的综合观察来判断。凡精神振作，二目有神，表情活泼，面色红润，呼吸调匀，反应敏捷，均为气血调和、神气充沛的表现，是健康有神或病情轻浅之象；反之，若精神萎顿，二目无神，表情呆滞，面色晦暗，呼吸不匀，反应迟钝，谓之无神，均为体弱有病之表现，或病情较重之征象。

望色主要是观察面部皮肤的颜色和光泽，面部望诊是小儿望神色中的重要组成部分。《灵枢·邪气脏腑病形》说："十二经脉，三百六十五络，其血气皆上于面而走空窍。"望面色可以了解脏腑气血的盛衰，以及邪气之所在。皮肤、黏膜的本色与人种有关，虽然肤色各有不同，但总以润泽为常。中国儿童的面部常色为微黄、红润有光泽，可因禀赋和其他因素影响而有差异，或稍黄，或稍白，或稍黑。常用的面部望诊方法有五色主病、五部配五脏，其中五色主病是望神察色诊病的主要方法。

1.五色主病

又称五色诊，是根据面色红、青、黄、白、黑五种不同颜色的偏向表现来诊察疾病。古代儿科医家对于五色主病的论说，一方面出自五行理论，另一方面也是临床观察、经验积累的结果。

面呈白色，多为气血不荣、络脉空虚所致，主虚证、寒证。风寒外束，外感初起，常面白无汗；中寒腹痛，啼哭不宁，面色常阵阵发白；血虚者，常面白少华，唇色淡白；面白浮肿者多为阳虚水泛，常见于阴水；面色惨白，四肢厥冷，多为滑泄吐利，阳气暴脱，可见于脱证。

面色红赤，多为血液充盈脉络皮肤所致，主热证。风热外感，常见面红耳赤，咽痛，脉浮；气分热盛者常面红唇干，肌肤灼热，烦闹口渴，舌红苔黄，脉象洪数；阴虚内热、虚火上浮者常见午后颧红潮热，口唇红赤；若两颧艳红如妆，面白肢厥，冷汗淋漓，则为虚阳上越，是阳气欲脱的危重证候。新生儿面色嫩红，或小儿面色白里透红，为正常肤色。也有小儿因衣被过暖、活动过多、日晒烤火、啼哭不宁而面红者，不能认为是病态。

面色黄而不润者，多为脾虚失运，水谷、水湿不化所致，主虚证或湿证。疳证者常见面色萎黄，形体消瘦，为脾胃功能失调；面黄无华，脐周阵痛，夜间磨牙，可能为肠腑虫病；面目色黄而鲜明，为湿热内蕴之阳黄；面目黄而晦暗，为寒湿阻滞之阴黄；出生后不久出现的黄疸为胎黄，有生理性与病理性之分，有因过食胡萝卜、南瓜、西红柿等食物或服用阿的平等药物而面部发黄者，则不能误认为黄疸。

面色青，多为气血不畅，经脉阻滞所致，主寒证、痛证、瘀证、惊痫。里寒腹痛者常面色白中带青，表情愁苦爱皱眉；面青而晦暗，尤其是两眉间及唇周明显者，多为惊风先兆，若伴神昏抽搐，或为惊风和癫痫发作之时；面青唇紫，呼吸急促，为肺气闭塞，气血瘀阻。大凡小儿面呈青色，病情一般较重，应注意多加观察。

面呈黑色，多为阳气虚衰、水湿不化、气血凝滞所致，主寒证、痛证、瘀证、水饮证。阴寒里证者常面色青黑，手足逆冷；面色黑而晦暗，兼有腹痛呕吐，可为药物或食物中毒；面色青黑晦暗为肾气衰竭，不论新病、久病，皆属危重。若小儿肤色黑红润泽，体强无病，是先天肾气充沛的表现。若因常在户外，日晒风吹，肤色红黑，不属病态。

2. 五部配五脏

五部配五脏是根据小儿面部不同部位色泽的变化，结合所属脏腑来推断病变的部位及性质的望诊方法。五部指左腮、右腮、额上、鼻部、颏部。五部配五脏可参考《小儿药证直诀·面上证》："左腮为肝，右腮为肺，额上为心，鼻为脾，颏为肾。"面部不同部位出现五色，可结合五脏所配来诊察病证。

（二）望形态

望形态就是观察病儿形体的强弱胖瘦和动静姿态。形指形体，态指动态。形体望诊，包括头囟、躯体、四肢、肌肤、毛发等。

1. 望形体

凡发育正常、筋骨强健、肌丰肤润、毛发黑泽、姿态活泼者，为胎禀充足，营养良好，属健康表现；若生长迟缓、筋骨软弱、肌瘦形瘠、皮肤干枯、毛发萎黄、囟门逾期不合、姿态呆滞者，为胎禀不足，营养不良，多属有病。

小儿头颅大小应适中，与其年龄相称。如头小顶尖，颅缝闭合过早，是为头小畸形；头方发稀，囟门宽大，当闭不闭，可见于五迟证；头大颌缩，前囟宽大，头缝开解，目睛下垂，见于解颅（脑积水）；前囟及眼窝凹陷，皮肤干燥，可见于婴幼儿泄泻阴伤液脱。

头发茂密，分布均匀，色黑润泽，是肾气充盛之常态。头发稀细，色枯无泽，多是肾气亏虚或阴血内亏；发细结穗，色黄不荣，多是气血亏虚，积滞血瘀；头发脱落，见于枕部，是为气虚多汗之枕秃；脱落成片，界限分明，是为血虚血瘀之斑秃。

颜面丰满、皮肤润泽、五官端正、表情自然，是先天禀赋正常、脏气和调、气血充盈之面容表现。面容瘦削、气色不华，是为气血不足；面部浮肿，脸肿如蚕，是为水湿泛溢；耳下腮部肿胀，是为邪毒窜络之痄腮或发颐；颌下肿胀热痛，多为热毒壅结之淋巴结肿大；五官不正，眼距缩小，鼻梁扁平，口张舌伸，见于先天禀赋异常之痴呆；口角歪斜，眼睑不合，偏侧流涎，表情不对称，见于后天风邪留络之面瘫；面呈苦笑貌，是风毒从创口内侵之破伤风；面肌抽搐，则是风邪走窜经络之惊风或癫痫。近年来常见有小儿面部表情异常，或眨眼，或咧嘴，或呲牙，或多咽，属儿童精神行为障碍范畴，病机多为气阴不足。

胸廓高耸形如鸡胸，可见于佝偻病、哮喘病；腹部膨大，肢体瘦弱，发稀，额上有青筋显现，多属疳积；毛发枯黄，或发竖稀疏，或容易脱落，均为气血亏虚的表现。

2. 望动态

通过观察动态，可以分析不同姿态显示的疾病。如坐卧不宁，是肝阳心火内盛；嗜卧少坐，懒动无力，是阴寒阳气亏虚；仰卧伸足，揭衣弃被，常为热势炽盛；动作不遂，瘫痪不用，是为痿证；关节肿胀，屈伸不利，是为痹病；喜俯卧者，为乳食内积；喜蜷卧者，多为腹痛；颈项强直，手指开合，四肢拘急抽搐，角弓反张，是为惊风；若翻滚不安，呼叫哭吵，两手捧腹，多为盘肠气痛所致；端坐喘促，痰鸣哮吼，多为哮喘；咳逆鼻扇，胁肋凹陷如坑，呼吸急促，多为肺炎喘嗽。

（三）审苗窍

苗窍是指口、舌、目、鼻、耳及前后二阴，苗窍与脏腑关系密切。舌为心之苗，肝开窍于目，肺开窍于鼻，脾开窍于口，肾开窍于耳及前后二阴。脏腑有病，能在苗窍上有所反映。夏禹铸《幼科铁镜·望形色审苗窍从外知内》中就说："五脏不可望，惟望之苗与窍……小儿病于内，必形于外，外者内之著也，望形审窍，自知其病。"因此，审察苗窍可以测知脏腑病情。

1. 察目

目为肝之窍，五脏之精华皆上注于目，察目包括观察眼睑、眼眦、白睛、瞳仁、黑睛等的变化。《灵枢·脉度》说："肝气通于目，肝和则目能辨五色矣。"眼的各部分分属各脏腑，眼睑属脾、两眦属心、白睛属肺、黑睛属肝、瞳神属肾，察目之各部，可审各脏腑病变。

黑睛等圆，目珠灵活，目光有神，眼睑开阖自如，是肝肾气血充沛之象。若眼睑浮肿，多为水肿之象；眼睑开阖无力，是元气虚惫；寐时眼睑张开而不闭，是脾虚气弱之露睛；上眼睑下垂不能提起，是气血两虚之睑废；两目呆滞、转动迟钝，是肾精不足，或为惊风之先兆；两目直视，瞪目不活，是肝风内动；白睛黄染，多为黄疸；目赤肿痛，是风热上攻；目眶凹陷，啼哭无泪，是阴津大伤；瞳孔缩小、不等或散大，对光无反应，病情危殆。

2. 察鼻

鼻为肺窍，是呼吸的孔道，肺开窍于鼻而司呼吸。《灵枢·脉度》说："肺气通于鼻，肺和则鼻能知香臭矣。"察鼻主要观察鼻内分泌物和鼻形的变化。鼻塞流清涕，为风寒感冒；鼻流黄浊涕，为风热客肺；长期鼻流浊涕，气味腥臭，为肺经郁热；鼻孔干燥，为肺经燥热伤阴；鼻衄鲜红，为肺热迫血妄行；鼻翼扇动，伴气急喘促，为肺气郁闭；鼻孔黑如烟煤而干，多为热毒深重，伤及阴津；麻疹患儿在鼻准部出现疹点，为麻疹邪毒已经外透之顺证表现。

3. 察舌

舌为心之苗，心开窍于舌。《灵枢·脉度》说："心气通于舌，心和则舌能知五味矣。"心主血，所以察舌可以了解营卫气血和脾胃消化功能的病变，同时可以了解病之表里、寒热、虚实。察舌要观察舌体、舌质和舌苔3个方面。正常小儿舌体柔软、淡红润泽、伸缩自如，舌面有干湿适中的薄苔。小儿舌质较成人红嫩，初生儿舌红无苔和哺乳婴儿的乳白苔，均属正常舌象。观察舌体、舌质、舌苔三方面的变化，综合分析，能给临证辨病辨证提供重要的依据。

（1）舌体

舌体胖嫩，舌边齿痕显著，多为脾肾阳虚，或有水饮痰湿内停；舌体肿大，色泽青紫，可见于气血瘀滞；舌体强硬，多为热盛伤津；急性热病中出现舌体短缩、舌干绛者，则为热甚津伤，经脉失养而挛缩。

木舌：舌体肿大，板硬麻木，转动不灵，甚则肿塞满口，称为木舌。因心脾热炽，循经上行，致使舌体肿胀而板硬，还常引起口腔难以开合、吮乳困难等。如舌下海绵状淋巴管瘤，就属中医木舌中的一种。

重舌：在舌下连根处红肿胀突，形如小舌，即为重舌。重舌也是心脾火炽，循经上冲舌体，血脉肿胀所致。轻证不感疼痛，但可影响吮乳；重证则感疼痛，甚或溃烂。如舌下囊肿，就属中医重舌中的一种。

连舌：亦称绊舌，是舌系带过短、牵连舌头，以致舌体转动伸缩不灵，年龄稍大，能令吐字发音不清。证属先天胎禀异常。

吐舌、弄舌：舌吐唇外，缓缓收回，称吐舌，常为心经有热所致，吐舌不收，心气将绝。舌吐唇外，掉弄如蛇，称为弄舌，多为大病之后，心气不足或惊风之兆。若舌常吐于唇外，伴见眼裂增宽、表情愚钝者，为智力低下之表现。时时用舌舔口唇，以致口唇四周发红或有脱屑、作痒，称舔舌，多因脾经伏热所致。一些智能发育低下的小儿，如先天愚型和大脑发育不全，常有吐舌、弄舌的表现。

（2）舌质

正常舌质淡红。若舌质淡白为气血亏虚；舌质绛红，舌有红刺，为温热病邪入营入血；舌质红少苔，甚则无苔而干，为阴虚火旺；舌质紫暗或紫红，为气血瘀滞；舌起粗大红刺，状如草莓者，常见于猩红热及皮肤黏膜淋巴结综合征。

（3）舌苔

舌苔色白为寒，色黄为热；舌苔白腻为寒湿内滞，或寒痰与积食所致；舌苔黄腻为湿热内蕴，或乳食内停；热性病后而见剥苔，多为阴伤津亏等。小儿患病时，舌象的变化与成人基本相似，但也有一些小儿的特殊舌象，如霉酱苔、花剥苔等。

霉酱苔：舌苔厚腻不化，舌面垢浊，是宿食内滞的表现。若兼见大便秘结，腹痛腹胀，口气秽臭，脉滑实者，是积滞腑实之证。

花剥苔：舌体局部剥蚀无苔，可剥去一处，也可剥去数处，剥蚀边缘清楚，周围有苔，又称为"地图舌"。中医学认为"舌为脾胃之外候"，故花剥苔多属胃之气阴不足所致。

染苔：因吃了某些食物和药物，染上颜色所致。如食红色糖果可呈红苔，食橄榄、杨梅、茶叶呈黑苔，食复合维生素 B、橘子水、蛋黄等呈黄苔，青黛染苔可见青苔，临诊时须注意鉴别。染上去的颜色比较鲜艳而浮浅，与因疾病造成的舌苔变化不同，当发现疑问时，稍加追问便不难弄清。

观察舌象还应注意其动态变化。舌质淡红转红、转绛，是热证由浅入深；舌苔由白转黄、转灰，是热证由轻转重；舌苔由无到有，说明胃气逐渐来复；舌苔由薄转厚，说明食积湿滞加重；舌苔由厚转薄，说明食积湿滞渐化。

4. 察口

《灵枢·脉度》说："脾气通于口，脾和则口能知五味矣。"脾开窍于口。口为脾之窍，所以察口与口味，可了解脾胃等脏腑病变。除舌体外，还须观察口唇、齿、龈、咽喉、腮、腭等部，这些部位与肺、肾、胃也相关。察口主要观察口唇、口腔、齿龈、咽喉的颜色、润燥及外形变化。唇色淡白为气血不足；唇色淡青为风寒束表；唇色红赤为热；唇色红紫为瘀热互结；唇色樱红为暴泻伤阴；唇白而肿，为唇风；面颊潮红，唯口唇周围苍白，是猩红热征象。

口腔破溃糜烂，为心脾积热之口疮；口内白屑成片，为鹅口疮。两颊黏膜有针尖大小的白色小点，周围红晕，为麻疹黏膜斑。上下白齿间腮腺管口红肿如粟粒，按摩肿胀腮部无脓水流出者为痄腮（流行性腮腺炎）；有脓水流出者为发颐（化脓性腮腺炎）。

齿为骨之余，龈为胃之络。牙龈红肿，齿缝出血而疼痛，多为胃火上炎；牙龈淡白，多为血虚；牙龈淡红不肿而出血，多为脾虚不能统血，虚火伤络；牙齿萌出延迟，为肾气不足；新生儿牙龈上有白色小斑块，称为马牙，并非病态。

咽喉为肺胃之门户，是呼吸与饮食通道。咽红恶寒发热，是外感之象；咽红乳蛾肿痛，为外感风热或肺胃之火上炎；乳蛾红肿溢脓，是热壅肉腐；乳蛾大而不红，多为瘀热未尽，或气虚不敛；咽痛微红，有灰白色假膜，不易拭去，为白喉之症。

5. 察耳

《灵枢·脉度》说："肾气通于耳，肾和则耳能闻五音矣。"耳为肾窍，上通于脑，部位属少阳，为宗脉之所聚。前人将耳的各部分属五脏，即耳尖属心，耳垂属肾，耳轮属脾，耳外属肝，耳内属肺。小儿耳壳丰厚，颜色红润，是先天肾气充沛的表现；耳壳薄软，耳舟不清，是先天肾气未充的证候；耳内疼痛流脓，为肝胆火盛之证；以耳垂为中心的腮部漫肿疼痛是痄腮（流行性腮腺炎）之表现。

6. 察二阴

二阴属肾，为肾之窍，前阴为清窍，后阴为浊窍，察二阴之变化可知肾病之寒热虚实。男孩阴囊紧缩，颜色沉着，是先天肾气充足的表现；若阴囊松弛，颜色淡白，则是先天肾气不足之征象。在患病过程中，阴囊紧缩者多寒；弛纵不收者多热；阴囊肿大透亮，状如水晶，为水疝；阴囊中有物下坠，时大时小，上下可移，为小肠下坠之狐疝；腹痛啼哭而将睾丸收引入腹者，多为厥阴受寒；阴囊、阴茎均现水肿，常见于阳虚阴水。女孩前阴部潮红灼热瘙痒，常见于湿热下注，亦须注意是否有蛲虫病。

小儿肛门潮湿红痛，多属尿布皮炎，亦称"红臀"，是大小便未及时清理而浸渍臀部所致。便后肛头脱出者是脱肛，其色鲜红，有血渗出者多属肺热下迫；其色淡而无血者，多属气虚下陷。肛门裂开出血，多因大便秘结所致。

（四）辨斑疹

斑疹均见于肌肤。前人认为斑为阳明热毒，疹为太阴风热。一般而言，斑，点大成片，不高出皮肤，摸之不碍手，压之不褪色；疹，点小量多，高出皮肤，摸之碍手，压之褪色。斑疹在儿科临床多见于外感时行疾病，如麻疹、风疹、猩红热、水痘、手足口病等，也见于杂病，如紫癜、皮肤黏膜淋巴结综合征等。

斑有阳斑、阴斑之分。阳斑为温热毒邪发斑，多见于温病热入营血，其斑大小不一，色泽鲜红或紫红，常伴发热等症；阴斑多内伤或者伴有外感而发，色淡红者多为气不摄血，色淡紫者多系阴虚内热，色紫红者多属血热夹瘀，色青紫者多是瘀血停滞。

疹有丘疹、疱疹之别，以疹内是否有液体而区分。若发热3~4天出疹，疹形细小，状如麻粒，口腔黏膜出现"麻疹黏膜斑"者为麻疹；若低热出疹，分布稀疏，色泽淡红，出没较快，常为风疹；若发热三四天后热退疹出，疹细稠密，如玫瑰红色，常为幼儿急疹；若壮热，肤布疹点，舌绛如草莓，常为猩红热或皮肤黏膜淋巴结综合征；若斑丘疹大小不一，如云出没，瘙痒难忍，常见于荨麻疹；若丘疹、疱疹、结痂并见，疱疹内有水液，色清，见于水痘；若疱疹相对较大，疱液混浊，疱壁薄而易破，流出脓水，常见于脓疱疮。

（五）察二便

1.察大便

初生婴儿的胎粪，呈暗绿色或赤褐色，黏稠无臭；单纯母乳喂养儿，大便呈卵黄色，稠而不成形，常发酸臭气；牛奶、羊奶喂养儿，大便呈淡黄白色，质地较硬，有臭气。一般而言，除新生儿及较小乳儿大便可呈糊状，每日3次左右，正常小儿的大便应该色黄而干湿适中，每日行1~2次。大便燥结，为内有实热或阴虚内热；大便稀薄，夹有白色凝块，为内伤乳食；大便稀薄，色黄秽臭，为肠腑湿热；下利清谷，洞泄不止，为脾肾阳虚；大便赤白黏冻，为湿热积滞，常见于痢疾；婴幼儿大便呈果酱色，伴阵发性哭闹，常为肠套叠；大便色泽灰白不黄，多系胆道阻滞。

2.察小便

正常小儿的小便为淡黄色。若小便黄赤短少，或有刺痛，多为湿热下注之热淋；若小便黄褐如浓茶，伴身黄、目黄，多为湿热黄疸；若小便色红如洗肉水或镜检红细胞增多者为尿血，鲜红色为血热妄行，淡红色为气不摄血，红褐色为瘀热内结，暗红色为阴虚内热。

（六）察指纹

察指纹主要用于观察 3 岁以下小儿食指桡侧的浅表静脉。察指纹也称看虎口三关，是古代医家诊断小儿疾病的手段之一，是作为 3 岁以内小儿代替诊脉的一种辅助诊断方法。影响指纹表现的因素很多，有先天性的血管分布、走向差异，也与年龄、体型、皮下脂肪、皮肤颜色、外界温度等因素有关。所以，指纹应当结合患儿无病时的指纹状况，以及患病后的各种临床表现，全面加以分析辨证。

指纹观察方法：观察指纹应该抱小儿到向光之处，医生以食、中两指夹住小儿指端，以拇指从命关向风关轻轻推按，使指纹容易显露，以便于观察。指纹可分为风、气、命三关，自食指虎口向指端，第 1 节为风关、第 2 节为气关、第 3 节为命关。

正常小儿指纹：乳婴儿指纹比较明显，较大儿童则不易显露。大多淡紫，隐隐在风关以内。

指纹辨证纲要：若发生疾病，尤其是危重病证，指纹的浮沉、色泽、部位等可随之发生变化。因而，察指纹对疾病的诊断辨证有一定的参考价值。指纹的辨证纲要，可以归纳为"浮沉分表里，红紫辨寒热，淡滞定虚实，三关测轻重"。浮沉分表里："浮"指指纹浮现，显露于外，主病邪在表；"沉"指指纹沉伏，深而不显，主病邪在里。红紫辨寒热：纹色鲜红浮露，多为外感风寒；纹色紫红，多为邪热郁滞；纹色淡红，多为内有虚寒；纹色青紫，多为瘀热内结；纹色深紫，多为瘀滞络闭，病情深重。淡滞定虚实：指纹色淡，推之流畅，主气血亏虚；指纹色紫，推之滞涩，复盈缓慢，主实邪内滞，如瘀热、痰湿、积滞等。三关测轻重：纹在风关，示病邪初入，病情轻浅；纹达气关，示病邪入里，病情较重；纹进命关，示病邪深入，病情加重；纹达指尖，称透关射甲，若非一向如此，则示病情危重。

察指纹时，应结合患儿无病时的指纹状况，以及患病后的证候表现，全面分析。当指纹与病证不符时，当"舍纹从证"。病情轻者指纹的变化一般不显著，也可"舍纹从证"，或"舍纹从脉"，不必拘泥。

三、闻诊特点

闻诊是医生用听觉和嗅觉来辅助诊查疾病的方法，包括听声音和嗅气味。嗅气味包括嗅小儿口中之气味及大小便、痰液、汗液、呕吐物等的气味。

（一）听声音

听声音主要包括小儿的啼哭、呼吸、咳嗽、语言等声音的高亢低微。

1. 啼哭声

啼哭是婴儿的语言，正常健康小儿哭声都较洪亮而长，并有泪液。小儿的啼哭，有属生理现象的，也有的是某种不适的表示，还可为各种病态的表现。

新生儿刚离母腹便会发出响亮的啼哭，若初生不啼，便属病态，需紧急抢救。婴幼儿有各种不适时，也常以啼哭表示。例如：衣着过暖、温度过高或过低、口渴、饥饿或过饱、要睡觉、要抚抱、包扎过紧妨碍活动、尿布潮湿、虫咬、受惊等，都可引起啼哭。不适引起的啼哭常哭闹不止，解除了原因后，啼哭自然停止。哭声绵长，伸头转动，口若吸吮，得乳食则止者，是饥饿啼哭；哭声急迫，两臂张开，可能是要求抚抱；哭声骤起而连续不止，可能是大小便或虫咬、针刺等引起，要细心检查。

病理性啼哭，若声音洪亮有力者多为实证；细弱无力者多为虚证。哭声尖锐惊怖者多为暴受惊恐，或者剧烈头痛、腹痛等急重症；哭声低弱目干无泪者多为气阴衰竭危证。哭声尖锐，阵作阵缓，弯腰曲背，多为腹痛；啼哭声嘶，呼吸不利，谨防急喉风；夜卧啼哭，睡卧不宁，为夜啼或积滞；哭声绵长，抽泣呻吟，为疳证体弱；哭声极低，或悄然无声，须防阴竭阳亡。

总之，小儿哭声以洪亮为实证，以微细而弱为虚证。哭声洪亮和顺为佳，哭声尖锐或细弱无力为病重。

2.呼吸声

正常小儿的呼吸均匀平稳。若婴儿呼吸稍促，用口呼吸者，常因鼻塞所致；若呼吸气粗有力，多为外感实证，肺蕴痰热；若呼吸急促，喉间哮鸣者，为邪壅气道，是为哮喘；呼吸急迫，甚则鼻扇，咳嗽频作者，是为肺气闭郁；呼吸窘迫，面青呛咳，常为异物堵塞气道；呼吸微弱及吸气如哭泣样，为肺气欲绝之状。

3.咳嗽声

咳嗽是肺系疾病的主症之一，有声无痰为咳、有痰无声为嗽、有声有痰为咳嗽。从咳嗽声和痰鸣声可辨别其表里寒热。如干咳无痰或痰少黏稠，多为燥邪犯肺，或肺阴受损；咳声清高，鼻塞声重，多为外感；干咳无痰，咳声响亮，常为咽炎所致；咳嗽频频，痰稠难咯，喉中痰鸣，多为肺蕴痰热，或肺气闭塞；咳声嘶哑如犬吠状者，常见于白喉、急性喉炎；连声咳嗽，夜咳为主，咳而呕吐，伴鸡鸣样回声者为顿咳。

4.语言声

对于会讲话的小儿，应将语言声音列为闻诊内容之一。正常小儿的语言声音应当清晰，语调抑扬顿挫有度，语声有力。呻吟不休，多为身体不适。妄言乱语，语无伦次，声音粗壮，称为谵语，多属心气大伤。语声过响，多言躁动，常属阳热有余；语声低弱，多语无力，常属气虚心怯；语声重浊，伴有鼻塞，多为风寒束肺；语声嘶哑，呼吸不利，多为毒结咽喉；小儿惊呼尖叫，多为剧痛、惊风；喃喃独语，多为心虚、痰阻；语声謇涩，多为热病高热伤津，或痰湿蒙蔽心包。

5.呕逆声

呕吐、呃逆、嗳气均属胃气上逆。呕吐声响亮有力，来势急骤，属实证、热证；呕吐声低弱无力，来势徐缓，属虚证、寒证。呃逆频作而短，声响有力，多为实热证；呃逆低沉而长，气弱无力，多为虚寒证。嗳气为气自胃中上冲喉间而发，有宿食不化、寒气犯胃、肝胃不和多种证候，需结合他症辨证。

（二）嗅气味

嗅气味包括病儿口中之气味及大小便、呕吐物等气味。注意排除因吃某些食物后引起的特殊气味。

口气臭秽，多属胃热；嗳气酸腐，多为伤食；口气腥臭，见于血证，如齿衄；口气如烂苹果味，为酸中毒的表现；口有肝腥臭味，为肝硬化后期。大便臭秽，是湿热积滞；大便酸臭而稀，多为伤食；下利清谷，无明显臭味，为脾肾两虚。小便短赤，气味臊臭，为湿热下注；小便清长少臭，是脾肾虚寒之症。吐物酸臭，多因食滞化热；吐物臭秽如粪，多因肠结气阻，秽粪上逆。

四、问诊特点

问诊是医者通过询问以了解病情的一个重要方法。《景岳全书》中提出的"十问"也基本适用于儿科。由于小婴儿不会说话，较大儿童虽会说话，但也难以正确表达自己的病情，因此，除年长儿可由自己陈述病情外，儿科问诊主要靠询问家长或保育员。小儿问诊的内容除与成人相同之处，还要注意问年龄、个人史，还要结合儿科病的发展特点询问。询问时，必须耐心、细心、热情，充分取得他们的信任与合作。

（一）问年龄

年龄对诊断疾病具有重要意义，儿科某些疾病的诊断与年龄有密切关系，儿童用药的剂量也与年龄的大小有关。

问年龄时要询问实足年龄，新生儿应问明出生天数，2岁以内的小儿应问明实足月龄，2岁以上的小儿应问明实足岁数及月数。

1周内新生儿易患脐风、胎黄、脐湿、脐疮等，新生儿和乳婴儿易患鹅口疮、脐突、夜啼，婴幼儿易患泄泻、反复呼吸道感染，6个月以后的小儿易患麻疹，1岁左右小儿易患幼儿急疹等传染病，学龄前小儿易患水痘、百日咳等传染病，学龄儿童易患肾病综合征、过敏性紫癜、风湿热等疾病，青春期女童易患月经不调、痛经、良性甲状腺肿大等疾病。

（二）问病情

问病情包括询问疾病的症状及持续时间，病程中的病情变化和发病的原因等，应着重询问以下内容。

1. 问寒热

主要问寒热的微甚进退、发作时间与持续时间、温度高低，最好用体温计测量并记录。为了辨别寒热性质，也需结合观察、触摸、询问等。另外，问寒热需要问其起始时间、高低规律、用药反应等。小儿恶寒发热无汗，多为外感风寒；发热有汗，多为外感风热；寒热往来，多为邪郁少阳；但热不寒为里热，但寒不热为里寒；大热、大汗、口渴不已为阳明热盛；发热持续、热势鸱张、身热不扬，午后热盛，面黄苔腻为湿热内蕴；夏季高热，持续不退，伴有无汗、口渴、多尿，秋凉后自平，常为夏季热；午后或傍晚潮热，伴盗汗者，为阴虚发热；夜间发热，腹壁、手足心热，胸满不食者，多为内伤乳食。

2. 问出汗

正常婴儿睡时头额有微微汗出，是正常现象。白天不活动或稍动即汗出，为自汗，是气虚所致；入睡后汗出，醒后汗止为盗汗，是阴虚或气阴两虚。热病中汗出热不解者，为表邪入里；若口渴、烦躁、脉大、大汗者，为里热实证；若大汗淋漓，伴呼吸喘促，肢冷脉伏者，为阳气将绝、元气欲脱之危象。

3. 问头身

婴幼儿头痛常表现为反常哭闹，以手击头或摇头，较大儿童能诉说头痛、头晕及身体其他部位的疼痛和不适。头痛兼发热恶寒为外感风寒；头痛呕吐，高热抽搐，为邪热入营，属急惊风；头晕兼发热多因外感；头晕兼面白乏力，多为气血不足；头痛如刺，痛有定处，多为瘀阻脑络。

关节疼痛，屈伸不利，常见于痹证；肢体瘫痪不用，强直屈伸不利为硬瘫，多为风痰入络，血瘀气滞；痿软屈伸不能为软瘫，多因肝肾亏虚，筋骨失养。小儿有下肢关节疼痛阵作，发作为时短暂，关节肌肉无变化，亦无其他症状者，可能为生长阶段出现的暂时性络脉不和，俗称"生长痛"，不属病态。

4. 问胸腹

胸部不适，年长儿可以自诉，婴幼儿则难以确认。胸部窒闷，喘鸣肩息，多为痰阻气道，肺失宣肃；胸闷胸痛，气短喘促，多为胸阳不振，痰阻气逆；胸闷心悸，面青气短，多为心阳虚衰，血脉瘀滞；胸痛咳嗽，咯吐脓血，多为肺热壅盛，腐肉伤络。

5. 问二便

患儿大小便的数量、性状、颜色、气味及排便时的感觉等情况，有些可从望诊、闻诊中获悉，通常是通过问诊了解。

6. 问饮食

伤食在儿科病因学中占有重要地位。向家长询问小儿的饮食情况，是儿科问诊不可缺少的内容。饮食包括纳食和饮水两方面。小儿能按时饮食，食量正常，不吐不泻者，为脾胃功能良好的表现。若食欲不振，腹部胀满，嗳气吞酸，为伤乳伤食；多吃多便，形体消瘦，多见于疳证中之胃强脾弱者。新生儿进乳后容易吐出多为"溢乳"，是脾胃薄弱、胃失和降。渴喜冷饮，多为热证；渴喜热饮，或口不渴，多为寒证；渴欲饮水，口舌干燥为胃热津伤；渴不欲饮，或饮亦不多，多为湿热内蕴。多饮多食，形瘦尿多，为阴虚燥热之消渴；多饮少食，舌干便秘，为胃阴不足之厌食。

7. 问睡眠

了解小儿睡眠情况，要询问每日睡眠时间，睡中是否安宁，有无惊惕、惊叫、啼哭等。正常小儿睡眠总以安静为佳。年龄越小，睡眠时间越长。小儿白天如常，夜不能寐，啼哭不休，或定时啼哭者，为夜啼；睡卧不安，烦躁不宁，多属邪热内蕴，心经郁热；寐不安宁，多汗惊惕，常见于佝偻病脾虚肝旺证；睡中蚧齿，或是虫积，或是胃热兼风；寐而不宁，肛门瘙痒，多为蛲虫；睡中露睛，多为久病脾虚；入夜心怀恐惧而难寐，多为心神失养或惊恐伤神；出现昏睡或嗜睡，在热病中多为邪入心包，或痰蒙清窍所致。

（三）问个人史

个人史包括胎产史、喂养史、生长发育史、预防接种史等。

1. 胎产史

与新生儿、婴幼儿的疾病诊断关系密切。要问清胎次、产次，是否足月，顺产或难产，有否流产以及接生方式、出生地点、出生情况、孕期母亲的营养和健康情况等。如五迟、五软有的与初生不啼（新生儿窒息）有关，脐风因断脐不洁产生，双胎、多胎易见胎怯。

2. 喂养史

小儿特别是婴幼儿的喂养史与生长发育、发病有密切关系，对脾胃病患儿尤当重视。包括喂养方式和辅助食品添加情况，是否已经断奶和断奶后的情况。对年长儿还应询问饮食习惯、现在的饮食种类和食欲等。

3. 生长发育史

包括体格生长和智能发育，如坐、立、行、语、齿等出现的时间，囟门闭合的时间，体重、身长增长情况。对已入学小儿还应了解学习成绩，推测智力情况。

4. 预防接种史

询问何时接受过何种疫苗、接种次数、接种效果。

五、切诊特点

切诊是医生运用手指切按患者体表以诊察疾病的方法。切诊包括脉诊和按诊两个方面。

（一）脉诊

1. 正常小儿脉象

健康小儿脉象平和，较成人软而稍数，年龄越小脉搏越快。不同年龄的健康小儿，脉息的至数是不相同的，如按成人每次呼吸对应的小儿脉息计算：初生婴儿 7~8 至，1~3 岁 6~7 至，4~7 岁约 6 至，8~14 岁约 5 至。若因啼哭、活动等使脉搏加快，不可认作病脉。

2. 切诊的年龄和方法

因小儿寸口部位较短，容不下成人三指，故对 7 岁以下儿童采用"一指定三关"的方法。医生用食指或拇指同时按压寸、关、尺三部，并取轻、中、重三种不同指力，即浮、中、沉三候来体会脉象变化。7 岁以上儿童可采用成人三指定寸关尺三部的切脉方法，视患儿寸关尺脉位的长短以调节三指的距离。医生先调息，然后集中思想切脉。切脉时间一般不少于 1 分钟。

3. 小儿病理脉象

小儿患病后脉象较成人简单。一般用浮、沉、迟、数、无力、有力这六种脉代表小儿基本脉象，分别表示疾病的表、里、寒、热、虚、实。同时，也应注意滑、弦、结、代、不整脉等病脉。

（二）按诊

按诊的部位，包括头囟、颈腋、胸腹、四肢与皮肤，一般按自上而下的顺序进行。

1.按头囟

小儿囟门逾期不闭或颅骨按之不坚而有弹性感者，为肾气不足，发育欠佳的表现，常见于佝偻病等；囟门凹陷者为囟陷，多因严重吐泻、亡津液所致；囟门隆凸，按之紧张，为囟填，多为风火痰热上攻；颅骨开解，头缝四破，头大额缩，囟门宽大者为解颅，多属先天肾气不足，或后天髓热膨胀之故。

2.按颈腋

正常小儿在颈项、腋下部位可触及少数绿豆大小之淋巴结，活动，不硬，不痛，不属病态。耳下腮部肿胀疼痛，咀嚼障碍者多是流行性腮腺炎；局部肿胀，质地稍硬，抚之灼热，多为热毒痈疔；触及质地较硬之椭圆肿块，推之可移，头面口咽有炎症感染者，属痰热壅结之淋巴结肿痛；若仅见增大，按之不痛，质坚成串，则为瘰疬（淋巴结核）。若颈项及全身其他部位见多处淋巴结肿大，伴发热血虚出血，胁下痞块者，须防内伤恶症（白血病等）。

3.按胸腹

胸骨高突，按之不痛者为"鸡胸"；脊背高突，弯曲隆起，按之不痛为"龟背"。胸胁触及串珠，两肋外翻，可见于佝偻病。若右上腹胁肋下触及痞块，或按之疼痛，为肝肿大；左上腹胁肋下触及有痞块，为脾肿大，多为气滞血瘀之证。小儿腹部柔软温和，按之不痛为正常。腹痛喜按，按之痛减者为虚痛；腹痛喜热敷为寒痛；腹痛拒按，按之胀痛加剧为里实腹痛；剑突下疼痛多属胃烧痛；小儿多啼哭，肚脐外突，按之有声者是脐突；脐周疼痛，按之痛减，并可触及条索状包块者，多为蛔虫症；腹胀形瘦，腹部青筋显露，多为疳积；腹部胀满，叩之如鼓者为气胀；叩之音浊，按之有液体波动之感，多为腹水；右下腹按之疼痛，兼发热，右下肢拘急者多属肠痈。

4.按四肢

四肢厥冷，多属阳虚；手足心热者，多属阴虚内热或内伤乳食；手背全身俱热者，多属外感表证。高热时四肢厥冷为热深厥深：四肢厥冷，面白唇淡者，多属虚寒；四肢厥冷，唇舌红赤者，多是真热假寒之象。四肢挛急抽动，为惊风之征；一侧或两侧肢体细弱，常发生在壮热之后，不能活动，可见于小儿麻痹症；暑温证（流行性乙型脑炎）热退后，手足颤动或拘挛，并见肢体强直等，此为后遗症，属虚风内动。

5. 按皮肤

主要了解寒、热、汗的情况。肤冷汗多，为阳气不足；肤热无汗，为热炽所致；手足心灼热为阴虚内热。肌肤肿胀，按之随手而起，属阳水水肿；肌肤肿胀，按之凹陷难起，属阴水水肿。皮肤干燥而松弛，常为液脱之征。

六、辨证特点

辨证是指通过望、闻、问、切四诊收集临床资料进行综合分析，从而诊断疾病、辨别证候的中医临证思维方法。儿科疾病的辨证与成人相似，采用的辨证方法包括八纲辨证、病因辨证、脏腑辨证、卫气营血辨证、三焦辨证和六经辨证等。由于小儿的生理病理特点、疾病临床表现与转归同成人均有差异，儿科辨证与辨病常相结合，强调辨证的及时准确，注重主证的同时还要辨识兼夹证。选取辨证方法也有儿科的特点和侧重，临床上常综合应用多种辨证方法。

（一）八纲辨证

"八纲"指阴、阳、表、里、寒、热、虚、实8个纲领，是一种定性辨证，用以明确疾病的病位、病性。病位不外表里，病性可分寒热。邪正盛衰可归虚实，阴阳为统领。同是一种疾病，由于患儿体质的强弱、受邪的深浅、患病的久暂以及致病因素的转化不同，八纲辨证的结果不一样，在治疗原则上也就有所差异。小儿脏腑娇柔，卫外不固，容易感受外邪，临床表证多、里证少。小儿体属纯阳，感邪后易从热化，临床热证多、寒证少。但小儿"稚阴未长""稚阳未充"，故热病又易寒化，常常表现为寒热夹杂。小儿感邪后邪气易实，正气易虚，又常出现虚实错杂。小儿疾病寒热虚实的变化较成人更为迅速复杂，临证时要及时审慎辨别。

（二）病因辨证

"病因"是指导致疾病发生的原因，病因辨证除外感六淫、内伤七情外，疫气、痰、食也是儿科常见的致病因素。此外，一些慢性疾病，如哮喘、癫痫等，本有夙根，辨证过程中也要注意辨识诱发疾病的原因，消除诱因对疾病防治具有重要意义。

外感六淫，常以风为先导。小儿肺常不足且腠理不密，极易感受风邪，表现为发病迅速，变化快，以恶风、汗出、喉痒、脉浮为证候特点。风邪常夹寒、夹热、夹湿侵犯人体。小儿为"纯阳之体"，感邪后易从热化。暑邪具有明显的季节性，具有耗气伤津、多夹湿邪的特点。湿邪包括外感湿邪和内生湿邪，湿性重浊，易阻滞气机，困遏脾胃，加之小儿脾常不足，湿邪浸淫，困倦嗜睡、脘痞等症尤为明显。小儿为"稚阴之体"，外感燥邪后更易伤阴，症见口燥咽干、干咳少痰、口渴欲饮、大便干结等。

七情内伤为不同情志过激所引起的气血失调，以往七情内伤并不作为儿科的主要病因，随着社会的发展，情志因素在儿科疾病辨治中也越来越重要，如日趋增多的神经精神疾病儿童多发性抽动症，其病因虽主要责之风与痰，但情志因素仍不容忽视。

疫气所引起的发疹性疾病多具有传染性，与气候和环境密切相关。儿童为传染性疾病的易感人群，疫气为儿科常见的病因。随着预防接种的普及，儿科传染病的发生得到了有效的控制，但目前多发、新发传染病，如 EV71（肠道病毒 71 型）、寨卡病毒、埃博拉病毒等引起的疾病，由于其发病后的传染性和危害性较大，疫气致病仍需要儿科医生重视。

痰、食既可作为病因，亦为脏腑功能失调之病理产物，常见于儿科疾病。小儿脾常不足，若喂养不当，易为乳食所伤，积滞中焦；脾虚生湿，可化为痰，外感六淫化热，易炼津为痰。故痰湿、食滞辨证作为八纲、脏腑辨证的补充，常为儿科所用。

（三）脏腑辨证

脏腑辨证是根据藏象学说的理论，对患者的病证表现加以分析归纳，以辨明病变所在脏腑及所患何证的辨证方法。《黄帝内经》对脏腑的生理、病理进行了详细的论述，建立了脏腑辨证的基础，《金匮要略》创立了根据脏腑病机进行辨证的方法，在《小儿药证直诀·五脏所主》中首次提出"心主惊""肝主风""脾主困""肺主喘""肾主虚"，并对五脏与四诊的联系、五脏盛衰与季节时辰的关系、五脏补泻方剂及治疗原则等进行了系统论述，建立了儿科病五脏辨证体系。钱乙以证候为准绳，用风、惊、困、喘、虚来归纳五脏主要证候特点，用虚实寒热来判断脏腑的病理变化，这种学术思想是儿科学中重要的内容。

1. 肺、大肠病辨证

《小儿药证直诀·五脏所主》言："肺主喘，实则闷乱喘促，有饮水者，有不饮水者；虚则哽气，长出气。"小儿肺脏的病变常表现为呼吸功能失常，肺气宣肃不利，通调水道失职。外邪易从口鼻皮毛侵入，大肠传导失司，症见咳嗽、气喘、咯痰、小便不利、大便秘结或泄泻等。

2. 脾、胃病辨证

"脾主困，实则困睡，身热，饮水；虚则吐泻，生风。"小儿脾胃病变常因水谷受纳运化失常，生化无源，气血亏虚，水湿留滞，痰浊内生，乳食积滞，血失统摄等，临床表现为食欲不振、恶心呕吐、腹痛腹泻、腹胀水肿、痰涎壅盛、衄血紫癜等。

3. 肝、胆病辨证

"肝主风，实则目直，大叫，呵欠，项急，顿闷；虚则咬牙，多欠气。热则外生气，湿则内生气。"小儿肝胆病变，常为疏泄功能失常，肝风易动，阴血亏虚，筋脉失养，目失涵养等，临床可出现动风抽搐、黄疸、急躁易怒、胁痛、呕吐、肢体痿痹等症。

4. 心、小肠病辨证

"心主惊，实则叫哭发热，饮水而摇；虚则卧而悸动不安。"小儿心与小肠病变，常为心主血的功能失常和心主神志的功能失调，出现心悸怔忡、心烦易惊、夜啼多汗、少血出血、行为失常、神志失聪等症。

5. 肾、膀胱病辨证

"肾主虚，无实也，惟疮疹，肾实则变黑陷。"小儿肾与膀胱病变，常表现为藏精、主水、纳气等功能失常、生长发育障碍等，出现水肿、小便异常、久喘、生长障碍、发育迟缓等症。

脏腑辨证作为各种辨证方法的共同基础，无论外感或是内伤杂病均可应用。脏腑作为构成人体的一个有密切联系的整体。脏腑辨证还包括辨五脏之间的生克乘侮，脏与腑之间互为表里关系，在疾病的病理变化中产生不同的证。如肺与大肠相表里，风热犯肺、痰热壅肺等证常并见大便秘结，考虑为肺气失宣，肃降不利，外邪侵肺同时引起大肠传导失司；又如暴吐暴泻、久吐久泻，损伤脾阳，导致脾虚肝旺的慢惊之证，根据五行生克辨证为中土受损，土虚木贼，肝亢风动所致。

（四）卫气营血辨证

卫气营血辨证，是对温热病采用的一种主要辨证方法。温热病中所言卫气营血，既是温热性疾病四类不同证候的归类，又代表温热病发展过程中的深浅不同的4个阶段。《外感温热篇》提出："卫之后方言气，营之后方言血，在卫汗之可也，到气才可清气，入营犹可透热转气……入血就恐耗血动血，直须凉血散血。"书中较为系统地阐述了这种辨证方法所要分清的先后层次和不同的治疗原则。小儿温热性疾病和传染性疾病多见，故卫、气、营、血的辨证方法在儿科疾病中的运用极为重要，如流行性乙型脑炎、猩红热、皮肤黏膜淋巴结综合征等就常采用此法辨证。在小儿温热病程中，卫、气、营、血的界线往往不明确，常卫气同病、气营两燔、营血同病。

（五）六经辨证

所谓六经，即太阳、阳明、少阳、太阴、少阴、厥阴。张仲景把一切外感热病在发展变化过程中所出现的一些证候，按病邪的浅深、病势的缓急、证候的属性、正邪的盛衰等，归纳为六大证候类型，并沿用六经名义，从而确定了六经辨证法。六经辨证在儿科应用中，既见于外感病，也可见于诸般杂病。儿科常见的流行性腮腺炎就常采用六经辨证。

（六）三焦辨证

三焦所指有二：一为六腑之一，"三焦者，决渎之官，水道出焉"；一为人体上焦、中焦、下焦的合称。清代吴鞠通将温病分为温热和湿热两类，以四时之气为因，以三焦为经，以卫气营血为纬作为辨证施治纲领，创立了温病三焦辨证理论，三焦辨证在此基础上更突出了脏腑的具体病位及功能失常和损害。儿科应用三焦辨证时要考虑三焦传变可呈多样性，而且可见两焦、三焦病证同现。如肾炎水肿，初期症见恶寒发热、颜面浮肿，继之迅速全身水肿、肢体倦怠、脉沉濡，病势继续则症见按肿如泥、深陷不起，辨证为上焦失固，中焦脾失健运，下焦肾虚火衰。三焦辨证还可应用于儿童急慢性咳嗽、过敏性紫癜等。

七、治疗特点

儿科疾病的中医治疗之法基本与成人一致，可按其治疗手段分为药物疗法和非药物疗法；按其治疗途径分为内治疗法和外治疗法等。由于小儿生理、病理、病因、病种与成人有所不同，故在治疗方法、药物剂量、给药途径的运用上也有其特点。中药汤剂内服，因吸收快、加减运用灵活、便于喂服而最为常用。中成药易贮存携带，服用方便。药物外治使用简便，易为患儿接受，用手辅治或主治，都有良好的效果，同时也避免了小儿服药的问题。此外，推拿、针刺、艾灸等治疗手段，均可根据病证特点及患儿的个体情况加以选择应用。

（一）内治法

内治法是使药物直接进入体内的治疗方法，是儿科最基本的治疗方法。具体应用时要注意掌握以下几个方面。

1. 用药原则

（1）治疗要及时、正确和审慎

小儿脏腑娇嫩，形气未充，发病容易，传变迅速，易寒易热，易虚易实，因此要辨证准确，掌握有利时机，及时采取有效措施，争取主动，力求及时控制病情的发展变化。《景岳全书·小儿则》说："但能确得其本而撮取之，则一药可愈。"指出治疗要及时、正确，否则就会贻误病情，造成不良后果。例如，小儿感冒初起只有恶寒发热之表证，若治疗不当，邪气内侵，可演变为肺炎喘嗽。《温病条辨·解儿难》中指出："其用药也，稍呆则滞，稍重则伤，稍不对证，则莫知其乡，捉风捕影，转救转剧，转去转远。"说明用药稍有不当，极易损害脏腑功能，并可促使病情加重。因此，儿科用药不仅要及时、正确，还应谨慎。

（2）用药力求精简

小儿脏气清灵，随拨随应，其对药物反应较成人灵敏，因此，在治疗时处方用药应力求精简，要根据患儿的年龄大小、体质强弱、病情轻重和服药难易等情况灵活掌握，以"药味少、剂量轻、疗效高"为儿科处方原则。无论正治或反治，或寒或热，或寒温并用，或补或泻，或补泻兼施，总宜轻巧活泼，不可重浊呆滞，注意寒不伤阳、热不伤阴、补不碍邪、泻不伤正。正如明代儿科医家万全在《幼科发挥·五脏虚实补泻之法》中所说："小儿用药，贵用平和，偏寒偏热之剂不可多服。"尤应注意不得妄用攻伐，对于大苦、大寒、大辛、大热、峻下、毒烈之品，均当慎用。即便有是证而用是药，也应中病即止，或衰其大半而止，不可过剂，以免损伤小儿正气，影响疾病痊愈。

（3）注意顾护脾胃

在治疗疾病的同时，要注意扶助患儿生生之气。不论病中和病后，合理调护均有利于康复，其中以调理脾胃为主。脾胃为后天之本，小儿的生长发育全靠脾胃化生精微之气以充养，疾病的恢复赖脾胃健运生化。先天不足的小儿也要靠后天来调补。儿科医师应十分重视小儿脾胃的特点，处处顾及脾胃之气，切勿使之损伤。

（4）重视先证而治

由于小儿发病容易，传变迅速，虚实寒热的变化较成人为快，故应见微知著，先证而治，挫病势于萌芽之时，挽病机于欲成未成之际。尤其是外感热病，病情发展迅速，而医生在诊察之后，病家取药煎煮，直到汤药喝下发挥药效，需一段时间。在这一段时间内，病情很可能已经变化。因而，医生应把握这种变化，根据病情的演变规律，提前一步，在相应的证候出现之前预先落实治疗措施，先发制病，药先于证，先证而治，顿挫病势，防止传变，达到治病防变的目的。即使是内伤杂病，虚则补之、实则泻之、寒者热之、热者寒之，已成定理，然而补虚致滞、泻实伤正、寒去热生、热清寒至之变不可不知。故用补益的同时，应注意兼以行气，免生中满；在用攻下剂时注意扶正，免耗正气；在用温热药时注意病情热化而稍佐以寒凉；在用寒凉药时应防止中寒内生，适当伍以温热，此皆属先证而治之例。

（5）不可乱投补益

"虚则补之"。补益之剂对体质虚弱的小儿有增强机体功能、促进生长发育的作用。但是，由于药物每多偏性，故虽补剂也不可乱用。小儿生机蓬勃，只要哺乳得当，护养适宜，自能正常生长发育。健康小儿不必服用补益药，长期补益可能导致性早熟。或者小儿偶受外邪，或痰湿食滞，未能觉察，若继续服用补益之剂，则是闭门留寇，邪留不去，为害匪浅。故补益之剂切不可滥用。

（6）掌握中药用药剂量

小儿用药剂量，常随年龄大小、个体差异、病情轻重、医生经验而不同，不同人种对于中药治疗的敏感性也有一定差异。由于小儿用药一般中病即止，用药时间较短，加上喂服时药物多有浪费，所以小儿中药的用量按体重计算与成人相比相对较大，尤其是益气健脾、养阴补血、消食和中一类药性平和的药物，更是如此。但对一些辛热、苦寒、攻伐和药性较猛烈的药物，如麻黄、附子、细辛、乌头、大黄、巴豆、芒硝等，在应用时则应注意控制剂量。

为方便计算，临床上可采用下列比例掌握小儿汤剂用药总量：新生儿用成人量的1/6，乳婴儿为成人量的1/3~1/2，幼儿及幼童为成人量的2/3或用成人量，学龄期儿童用成人量。以上成人量指一般用量，并非指最大用量。儿童用药量采取的是总量控制的方法，可以根据病情需要和临床经验，分别通过精简药味或减少单味药用量来实现。

此外还应注意疾病的轻重不同，用量应有所变化。一般的门诊病例和并不十分危重的住院病例，均可按上述比例用量处方，但若病情急重，则不要受此限制。处方中药味多少不同，用量也要有一定的变化。药味特别少的处方，每味药的用量可增大，但以不超过成人一般用量为限。药味多的处方，主药的用量以不减为好，辅助药可以适当减少。

2.常用内治法

在审明病因、分析病机、辨清证候之后，应针对性地采取一定的治疗方法，其中"汗、吐、下、和、温、清、补、消"是最基本的治法。程钟龄《医学心悟·医门八法》说："论病之原，以内伤、外感四字括之。论病之情，则以寒、热、虚、实、表、里、阴、阳八字统之。而论治病之方，则又以汗、和、下、消、吐、清、温、补八法尽之。"

按照八法原则，根据儿科临床特点，可组合成以下常用内治法。

◎ 疏风解表法

适用于外邪侵袭肌表所致的表证，如感冒、咳嗽、咽喉肿痛等。表证可分为风寒外感和风热外感两个主要证型，风寒外感用辛温解表的药物，风热外感用辛凉解表的药物。小儿脾常不足、肝常有余，外感时每易夹滞、夹惊，故在疏风解表方中有时需加用消食导滞、息风镇惊的药物。辛凉解表常用方剂有银翘散、桑菊饮等，辛温解表常用荆防败毒散、葱豉汤等。

◎ 止咳平喘法

适用于邪郁肺经、痰阻肺络所致的咳喘证。如咳嗽、哮喘、肺炎喘嗽等，其发病可分为寒痰内伏和热痰内蕴两类。寒痰内伏可用温肺散寒、化痰平喘的药物；热痰内蕴可用清热化痰、宣肺平喘的药物。寒痰内伏常用方有小青龙汤、射干麻黄汤、麻杏二陈汤等；热痰内蕴常用定喘汤、麻杏石甘汤等。咳喘久病，每易由肺及肾，出现肾虚的证候，此时在止咳平喘的方剂中，可加入温肾纳气的药物，如参蛤散等。

◎ 清热解毒法

适用于热毒炽盛的实热证，如温热病、丹毒、疮痈、痄腮等。此法又可分为甘凉清热、苦寒清热、苦泄降热、咸寒清热等，应按邪热之在表、在里、属气、属血、入脏、入腑等，分别选方用药。病邪由表入里而表邪未尽解者，可用栀子豉汤、葛根黄芩黄连汤等清热解毒透邪；证属阳明里热者，可用白虎汤清热生津；湿热化火或湿热留恋，可用白头翁汤、茵陈蒿汤、甘露消毒丹等清热化湿；温热之邪入于营血，可用清营汤、犀角地黄汤、神犀丹等清热解毒凉血；出现丹毒、疮痈疔疖等火毒炽盛者，可用黄连解毒汤、五味消毒饮等清火解毒；肝胆火盛时，可用龙胆泻肝汤等清肝泻火。

◎ 消食导滞法

适用于小儿乳食不调、饮食内滞之证。如积滞、伤食吐泻等。消食化积常用保和丸、消乳丸；通导积滞常用枳实导滞丸、木香槟榔丸；消补兼施常用健脾丸、枳术丸等。

◎ 利水消肿法

适用于水湿停聚，小便短少而水肿的患儿，可治水肿、小便不利，以及泄泻、痰饮等证。阳水可用麻黄连翘赤小豆汤、五皮饮、五苓散、越婢加术汤等，阴水可用防己黄芪汤、实脾饮、真武汤等。

◎ 驱虫安蛔法

适用于小儿各种肠道虫症，如蛔虫、蛲虫、绦虫等。其中尤其以蛔虫最为变化多端，可合并胆道蛔虫病（蛔厥）、蛔虫性肠梗阻（虫痕）等。肠道虫症以驱虫为治疗主法，但在蛔厥等一些情况下，需要先安蛔缓痛，待病势缓和后再予驱虫，并可根据患者的不同兼证而进行适当的配伍。常用方剂如追虫丸、驱绦汤（槟榔、南瓜子）等。安蛔可用乌梅。单味炒使君子肉嚼服，常用于驱除蛔虫。

◎ 镇惊开窍法

适用于小儿惊风、神昏之证，如高热惊厥、癫痫、小儿暑温等。常用方剂如羚角钩藤汤、定痫丸、止痉散、安宫牛黄丸、至宝丹、紫雪丹、苏合香丸、行军散、玉枢丹等。

◎ 健脾益气法

适用于脾胃虚弱、气虚不足的患儿，如久泻、疳证及病后体虚等。常用方剂如参苓白术散、七味白术散、四君子汤、异功散、补中益气汤等。

◎ 培元补肾法

适用于小儿胎禀不足、肾气虚弱及肾不纳气之证，如解颅、五迟、五软、遗尿、哮喘等。常用方剂有六味地黄丸、金匮肾气丸、调元散、桑螵蛸散、参蛤散等。小儿期常见肝肾同病、脾肾同病或肺肾同病，治疗时应配合养肝、健脾、补肺之品。

◎ 凉血止血法

适用于小儿诸种出血证候，如鼻衄、齿衄、紫癜、尿血、便血等。常用方剂如犀角地黄汤、玉女煎、小蓟饮子、槐花散等。

◎ 活血化瘀法

适用于各种血瘀之证。常用方剂如桃红四物汤、血府逐瘀汤、少腹逐瘀汤、桃仁承气汤等。基于"气为血之帅，气行则血行"，故活血化瘀方中，常辅以行气的药物。

◎ 回阳救逆法

适用于小儿元阳衰脱之危重证候，临床可见面色㿠白、神疲肢厥、冷汗淋漓、气息奄奄、脉微欲绝等。此时必须用峻补阳气的方剂加以救治。常用方剂如四逆汤、参附龙牡救逆汤等。

◎ 燥湿理气法

适用于小儿因湿邪阻滞、脾为湿困、运化失常所致的病证。常用方剂如藿香正气散、三仁汤、平胃散、胃苓汤、二陈汤等。

◎ 益气养阴法

适用于小儿因体虚或病后造成的气阴亏损。常用方剂如生脉散、养胃汤、沙参麦冬汤等，若属心之气阴不足可用炙甘草汤，属肾阴亏损可用左归饮。根据阴阳互根原理，在补阴药中一般应适当辅以补阳药。

（二）外治法

1. 外治法的优点

小儿大多不愿服药，害怕打针，特别是婴幼儿内治给药常有困难。而小儿肌肤柔嫩，脏气清灵，外治之法作用迅速，使用方便，易为家长和患儿接受，故自古有"良医不废外治"之说。临床实践证明，采用各种外治法治疗小儿常见病、多发病，易为小儿所接受，应用得当也有较好的疗效。外治法可以单用或与内治法配合应用。

外治诸法，其理与内治诸法相通，也需视病情之寒热虚实进行辨证论治。外治法通常按经络腧穴选择施治部位。《理瀹骈文·略言》说："外治之理，即内治之理；外治之药，即内治之药，所异者法耳。"可见外治与内治的取效机制是一致的。

2. 常用外治疗法

目前儿科临床常用的外治法主要指使用药物进行敷、贴、熏、洗、吹、点、灌等方法治疗，针灸疗法、推拿疗法、拔罐疗法等通常也可归属于外治疗法。

（1）熏洗法

熏洗疗法是将药物煎成药液，熏蒸、浸泡、洗涤、沐浴患者局部或全身的治疗方法。利用煮沸的药液蒸气熏蒸皮肤是熏蒸法，药液温度降为温热后浸泡、洗涤局部是浸洗法，以多量药液沐浴全身则是药浴法。

熏蒸法用于麻疹、感冒的治疗及呼吸道感染的预防等，有疏风散寒、解肌清热、发表透疹、消毒空气等功效。如麻疹发疹初期，为了透疹，用生麻黄、浮萍、芫荽子、西河柳煎水后，加黄酒擦洗头部和四肢，并将药液放在室内煮沸，使空气湿润，让体表亦能接触药气。浸洗法用于痹证、痿证、外伤、泄泻、脱肛、冻疮及多种皮肤病，有疏风通络、舒筋活血、驱寒温阳、祛风止痒等功效，常与熏法同用，先熏后洗，如石榴皮、五倍子、明矾煎汤先熏后洗治疗脱肛。药浴法用于感冒、麻疹、痹证及荨麻疹、湿疹、银屑病等多种皮肤病，有发汗祛风、解表清热、透疹解毒、活络通痹、祛风止痒等功效，如苦参汤温浴治全身瘙痒症、香樟木汤揩洗治疗等麻疹、河白草煎汤熏洗躯体治疗阴水浮肿等。

（2）涂敷法

涂敷法是用新鲜的中药捣烂成药糊，或用药物研末加入水或醋调匀成药液，涂敷于体表局部或穴位处的一种外治法。药液用于发热、泄泻、湿疹、药疹、烧伤等病证，具有清热解毒、温中止泻、活血消肿、燥湿收敛等功效。如白芥子、胡椒、细辛研末，生姜汁调糊、涂敷肺俞穴，治寒喘；鲜马齿苋、鲜芙蓉叶、鲜丝瓜叶等，任选一种，捣烂外敷腮部，治疗痄腮。

（3）罨包法

罨包法是将药品置于局部肌肤，并加以包扎的一种外治法。如将芒硝包扎于脐部，用治饮食不节，食积于内，或积滞证时，腹胀腹满、嗳腐酸臭、时有呕恶、舌苔厚腻等症；用大蒜头适量捣烂后包扎于脚底心和脐部，有温经止泻的作用，以防治慢性泄泻；用五倍子粉加醋敷肚脐，外敷纱布，治疗盗汗等。

（4）热熨法

热熨法是采用药物器械或适用的材料经加热处理后对机体局部进行治疗的方法。常用的是将药物炒热后，用布包裹，以熨肌表。热熨疗法常用于腹疝、泄泻、积滞、癃闭、痹证、痿证、哮喘等病证。具有温中散寒、理气止痛、温通经络、祛痰降气等功效。如炒热食盐熨腹部，以治腹痛；用生食盐炒热，熨脐周围及少腹，以治尿闭；用葱白、生姜热炒后包好，熨腹部，治疗内寒积滞的腹部胀痛；用吴茱萸炒热，布包熨腹部，治风寒腹痛等。热熨疗法应用时需保持连续治疗，热熨温度以45℃左右为宜，过高易灼伤皮肤，过低则影响疗效。

（5）敷贴法

敷贴法是用药物制成药饼或研粉，敷贴于局部的一种外治法。膏药用于痈疽疔疮、跌打损伤、筋骨酸痛、腹痛泄泻等病证。具有消痈散结、活血生肌、舒筋活络、散寒温脾等功效。如在夏季伏天，用延胡索、白芥子、甘遂、细辛研末以生姜汁捣成药饼，放于膺窗、膏肓上，防治哮喘等。

（6）擦拭法

擦拭法是用药液或药末擦拭局部。如冰硼散擦拭口腔，或用淡盐水、金银花、甘草煎汤洗涤口腔，或用野谢薇花露洗拭口腔，以治疗鹅口疮；野菊花煎汤洗涤口腔治疗口疮。

（7）推拿疗法

小儿推拿疗法是作用于小儿一定部位或穴位达到治疗目的的一种传统方法，此法有促进气血流行、经络通畅、神气安定、脏腑调和的作用。儿科临床常用于治疗脾系病证如泄泻、呕吐、腹痛、厌食等，肺系病证如感冒、发热、咳嗽、肺炎、哮喘等，杂病如遗尿、口疮、近视、惊风、肌性斜颈、小儿麻痹症后遗症等。小儿推拿的手法应以轻快柔和为原则。常用的手法有推、揉、按、摩、运、掐、搓、摇、捏、拿、拍等。取穴当以脏腑经络、阴阳、气血、寒热虚实理论为指导，根据病情灵活选穴。推拿的顺序一般为先推四肢、头部，后推胸腹、背，依次推毕。推拿疗法亦有一些禁忌证，如急性出血性疾病、急性外伤、急腹症，皆不宜推拿，以免贻误病情。

（8）捏脊疗法

捏脊疗法是小儿推拿疗法中的一种特殊方法，通过对督脉和膀胱经的按摩，达到调整阴阳、通调经络、调和气血、恢复脏腑功能的一种疗法。临床常用于治疗小儿疳证、消化不良、厌食、腹泻、呕吐、便秘、咳喘、夜啼等病证，也可作为保健按摩的方法使用。

捏脊疗法的操作方法：患儿俯卧，医者两手握拳，两食指抵于背脊之上，再以两手拇指伸向食指前方，合夹住肌肉提起，而后食指向上，拇指向后退，做翻卷动作，两手同时向前移动，自长强穴起，一直捏到大椎穴即可。本疗法一般不宜在饭后操作，需休息 2 小时后再进行。施术时室内温度要适中，手法宜轻柔，体质较差的小儿次数不宜过多，每次时间也不宜太长，以 3~5 分钟为宜。对于脊背皮肤感染、紫癜等疾病的患儿禁用此法；伴有高热、心脏病或有出血倾向者慎用。

（9）刺四缝疗法

四缝是经外奇穴。它位于食、中、无名及小指四指掌面第一指间关节横纹的中央，是手三阴经所过之处。针刺四缝穴是小儿针灸疗法中的一种特殊方法，具有健脾开胃、清热除烦、止咳化痰、通畅百脉、调和脏腑的作用。常用于治疗小儿疳证、厌食、咳嗽、百日咳、咳喘等病证，5 岁以下，特别是婴幼儿效果更佳。

刺四缝疗法的操作方法为皮肤局部消毒后，用三棱针或粗毫针针刺，约一分深，刺后用手挤出黄白色黏液，每周刺 1~2 次。病重者可隔日刺 1 次，待病情好转后减为每周 1 次、10 天 1 次或 15 天 1 次，最多不超过 10 次。刺后 24 小时内，两手避免接触污物，以免感染。

（10）药袋疗法

药袋疗法是将药物研末装袋，给小儿佩挂或做成枕头、肚兜的外治法。如用山柰、雄黄、冰片、樟脑等研成末，放入布制囊内，制成香囊，挂于颈下胸前，有预防呼吸道感染的作用。

第六章　小儿推拿治疗概要

一、小儿推拿特点

（一）简单易学，方便易行

小儿推拿操作简单，易学易懂，只要按照要求，遵循它的规律，反复操作练习，就可以掌握基本的手法和取穴方法。

小儿推拿是一种自然疗法，也是中医的一种独特疗法，不需要任何器械、药品及医疗设备，只是依靠成人的双手在小儿体表部位施行手法，就可以达到保健、预防和治疗疾病的目的。小儿推拿不受医疗条件的限制，随时随地都可以实施。不仅操作方便，而且节省费用。

（二）见效快，疗效好

临床证明，小儿推拿对小儿常见病、多发病都有较好的疗效，尤其对于消化系统疾病效果更佳。对许多慢性病、疑难病也有比较好的疗效。

（三）安全稳当，不易反弹

只要对疾病诊断正确，依照小儿推拿的操作方法合理进行施治，一般不会出现危险或不安全问题。应用小儿推拿疗法治疗疾病，不会出现反弹及任何并发症。可以说，在正确操作的前提下，小儿推拿安全、无任何毒副作用。

（四）没有毒副作用，利于疾病康复

小儿推拿是一种单纯的手工理疗手法，治疗中避免了某些药物的不良反应或毒性反应，同时也消除了因药物剂量不适而对患儿身体所引起的不良反应或危害，是一种有利无害的治疗方法，完全符合当今医学界推崇的"无创

伤医学"和"自然疗法"的要求。

（五）治病去根，不易复发

慢性病复发的根本原因在于疾病所涉及脏腑或气血功能下降。推拿疗法根据中医学基本理论，对于易反复发作的慢性病，都可以针对病因，通过手法施术，加强气血循环，恢复其脏腑功能，所以能达到治病去根的目的。对于急性病，本来其机体功能就没有多大损失，又加之按摩过程注意了功能的调治，更不会遗留病根。反复发作病症，可因人体素质的调补减少再发机会。对于身体虚弱的儿童，小儿推拿不仅可以治愈已发疾病，同时也提高了小儿免疫功能及健康素质。

（六）小儿不受痛苦，易于接受，依从性好

儿童生病，应用其他疗法时，小儿都要遭受痛苦，即使是服药，小儿也难以接受，经常给疾病治疗带来麻烦。同时，常因小儿不能和医生配合而影响疗效。应用小儿推拿，小儿不会有任何痛苦感，能够消除小儿在疾病治疗过程中的恐惧心理。

（七）预防保健，适于家庭

小儿推拿除了有良好的儿童常见病治疗效果外，还有非常好的保健效果。家长经常给孩子做保健推拿，可以增强小儿体质、提高小儿的抗病能力，让孩子少生病、不生病、更健康，非常适用于家庭。

二、小儿推拿操作顺序及补泻原则

推拿时，应按顺序依次操作，以免遗漏。应先轻手法，如推、揉、运等；后重手法，如掐、捏、拿等。先头面，次上肢，再下肢，最后是胸腹腰背。

小儿推拿所使用的穴位，根据其手法操作可分为直线、旋转及垂直方向，可根据操作方向来决定补泻原则。

（一）直线方向

主要是应用推、捏等法施于直线状穴位。总的补泻原则是：顺时针方向

旋转为泻，逆时针方向旋转为补，来回推为平补平泻法。有些非特定穴在经络线上，它们共同的补泻原则是：顺经方向推为补，逆经方向推为泻，来回推为平补平泻。

（二）旋转方向

多用于揉、运、摩等手法，施于面、点状穴位。总的补泻原则是：顺时针方向旋转为补，逆时针方向旋转为泻，双向旋转为平补平泻。如果是左右对称的两个穴位时，其补泻原则为：向内旋转为补，向外旋转为泻，双向旋转为平补平泻。

（三）垂直方向

多用于按、掐、拿等手法，施于点状穴位。其补泻原则是：以手法的轻重定补泻，重手法为泻法，轻手法为补法，不轻不重为平补平泻。

此外，还有一些穴位的操作方向为特定的，不受以上补泻原则约束，例如推三关、清天河水等。

三、适应证与禁忌证

小儿推拿疗法常常用于防治小儿常见病，如小儿腹泻、便秘、呕吐、厌食、感冒、发热、咳嗽、哮喘缓解期、鼻炎、遗尿、惊风、夜啼、疳积等；亦用于小儿保健来调理体质，提高生命质量。

理论上，小儿推拿基本没有禁忌证，但是在实践中，局部出血或有出血倾向，或有感染、皮肤破损和急性伤筋等一般不宜运用。许多危急重症，虽然并非小儿推拿禁忌证，但恐延误病情，耽误救治时机，如心、肝、肾脏功能衰竭、高热、哮喘发作期、晕厥、休克、骨折等，不宜单独使用。

四、注意事项

小儿推拿疗法主要适用于学龄前小儿，即0~7岁，3岁以下疗效更佳。小儿疾病的病理特点决定了小儿发病容易、传变迅速，治疗不当或不及时会影响疾病的愈后转归，故推拿疗法应由专业医师执行，且必要时需配合内治法协同治疗。

操作时间以 20~40 分钟为宜。疗程：急性病，每日操作 1 次，有时可操作 2 次，1~5 天为 1 个疗程。慢性病，每日操作 1 次，或者每周 2~3 次，以周或月为 1 个疗程。

五、常用介质

介质的主要作用是保护皮肤、避免损伤、加强疗效等。常用的介质如下：油脂类，如芝麻油、猪油、凡士林等；粉末类，如滑石粉、爽身粉、痱子粉等；各种汁类，如姜汁、葱汁、蒜汁、蛋清、水等。

第七章 小儿推拿独穴疗法的临床应用

感冒

感冒是以发热、恶寒、鼻塞、流涕、喷嚏、咳嗽、头痛、全身酸痛等肺卫表证为主要临床表现的肺系外感疾病。俗称"伤风"。相当于西医学的急性上呼吸道感染。

本病一年四季均可发生，以冬春季节及气候骤变时发病率较高。任何年龄均可发病。由于小儿肺脏娇嫩，脾常不足，神气怯弱，心火易炽，肝风易动，感邪之后，易出现夹痰、夹滞、夹惊的兼证。本病若及时治疗，一般预后良好，如表邪不解，由表及里，可发展为咳嗽、肺炎、喘嗽，或邪毒内传，发生水肿、心悸等变证。

【病因病机】

小儿感冒发生的病因，以感受风邪为主，风为百病之长，常夹寒、热、暑、湿、燥邪及时邪疫毒等致病。若小儿正气不足，并遇气候变化、寒温交替、调护失宜等诱因，六淫之邪均可乘虚而入，发为感冒。感冒的病位主要在肺卫，病机关键为肺卫失宣。

▶▶ 感受风寒

风寒之邪，由皮毛而入，束于肌表，郁于腠理。寒主收引，致使肌肤闭郁，卫阳不得宣发，导致恶寒、发热、无汗；寒邪束肺，肺气失宣，则鼻塞、流涕、咳嗽；寒邪郁于太阳经脉，经脉拘急收引，气血流通不畅，则致头痛、身痛、肢节酸痛等症。

▶▶ 感受风热

风热之邪，由口鼻而入，侵犯肺卫，肺气失宣，卫气不畅，则致发热较重、恶风、微有汗出；上扰清窍则头痛；热邪客肺，肺气失宣，则鼻塞、流涕、喷嚏、咳嗽；咽喉为肺胃之门户，风热上乘咽喉则致咽喉肿痛等证候。小儿肌肤薄，藩篱疏，感邪之后易于传变，即使外感风寒，正邪相争，寒易化热，或表寒未解，里热已炽，形成寒热夹杂之证。

▷▷ 感受暑湿

夏季暑湿当令，黏腻重浊，束表困脾，卫表失宣则发热重，无汗；脾气被遏，清阳不升，则头晕头痛；湿邪遏于肌表则身重困倦；湿邪困于中焦，阻碍气机，脾胃升降失司，则致胸闷、泛恶、食欲不振，甚至呕吐、泄泻。

▷▷ 感受时邪

外感时疫毒邪，侵犯肺胃二经。疫毒性烈，易于传变，故起病急，病情重。邪犯肺卫，郁于肌表，则初起发热、恶寒、肌肉酸痛；毒热上炎，则目赤咽红；邪毒犯脾，升降失司，则见恶心、呕吐、泄泻等症。

由于小儿肺脏娇嫩，感邪之后，失于宣肃，气机不畅，津液输布不利而内生痰液，痰壅气道，则咳嗽加剧，喉间痰鸣，为感冒夹痰；小儿脾常不足，乳食不知自节，感邪之后，肺病及脾，脾运失司，乳食停滞，积于中焦，气机不利，则脘腹胀满，不思乳食，甚或呕吐、大便稀薄，为感冒夹滞；小儿神气怯弱，肝气未充，筋脉未盛，感邪之后，热扰心肝，易致心神不宁，睡卧不安，惊惕，甚至引动肝风致抽搐，为感冒夹惊。

【治疗】

▷▷ 一般感冒

临床表现：临床以发热、恶寒、鼻塞流涕、喷嚏、微咳、头痛、全身酸痛为主症，感冒伴兼夹证者，可见咳嗽加剧，喉间痰鸣；或脘腹胀满，不思饮食，呕吐酸腐，大便失调；或睡卧不宁，惊惕抽搐。

治则：解表，散寒，清热。

治疗：单揉一窝风 15~20 分钟。

▷▷ 对症治疗

以"恶寒重，发热轻"为主症者：推三关 15~20 分钟。

以"无汗"为主症者：拿列缺或揉二扇门 15~20 分钟。

以"流清涕"为主症者：黄蜂入洞 15~20 分钟。

以"鼻塞"为主症者：揉曲差穴 15~20 分钟。

以"发热重，恶寒轻，微汗出，咽红"为主症者：清天河水 15~20 分钟。

以"鼻塞流浊涕或黄涕，痰黄而稠"为主症者：清肺经 15~20 分钟。

以"高热无汗"为主症者：水底捞明月 15~20 分钟。

以"头身困重"为主症者：清补脾经 15~20 分钟。

以"胸脘满闷，恶心欲呕，食欲不振，或有腹泻"为主症者：揉板门 15~20 分钟。

以"小便短黄"为主症者：清小肠 15~20 分钟。

▶▶ **兼证**

夹痰：揉肺俞 15~20 分钟。对症加减：痰盛加清补脾 10 分钟；高热加退六腑 15 分钟。

夹滞：揉中脘 15~20 分钟。对症加减：呕吐加清胃 10 分钟；见有形食积加清大肠 10 分钟；高热加退六腑 15 分钟。

夹惊：掐揉五指节 15~20 分钟。对症加减：高热加退六腑 15 分钟；如见角弓反张、目上翻、惊厥等加向下捣小天心 1~2 分钟；如若眼斜视则向相反方向捣小天心 1~2 分钟，此种情况属危及，如若无好转请及时就医。

【文献摘录】

《万育仙书》："掐一窝风，治久病腹疼，并慢惊及发汗。"

《推拿三字经》："治伤寒，拿列缺，出大汗，立无恙……流清涕，风寒伤，蜂入洞，鼻孔强。"

《厘正按摩要术》："黄蜂入洞法也，此温法，亦汗法也，最能通气……水中捞月法，法主大凉。"

《针灸甲乙经》："头痛身热，鼻窒，喘息不利，烦满汗不出，曲差主之。"

《幼科推拿秘书》："肺金在无名指，属气，止咳化痰，性主温和，风寒入肺固嗽，伤热亦嗽，热宜清，寒亦宜清。"

《按摩经》："水底捞月最为良，止热清心此是强。"

《小儿推拿方脉活婴秘旨全书》："水底捞明月主化痰，潮热无双。"

《温热经纬》："湿热病，属阳明太阴经者居多。章虚谷云：胃为戊土属阳，脾为己土属阴。湿土之气，同类相召，故湿热之邪，始虽外受，终归脾胃也……湿热证，恶寒无汗，身重头痛。"

【其他疗法】

▷▷ 中成药

风寒感冒颗粒适用于风寒感冒。

风热感冒颗粒适用于风热感冒。

藿香正气水适用于暑湿感冒。

连花清瘟胶囊适用于时行感冒。

小儿豉翘清热颗粒适用于风热感冒夹滞。

小儿金丹片适用于感冒夹惊。

【预防调护】

经常进行户外活动，呼吸新鲜空气，多晒太阳，加强锻炼。

随气候变化，及时增减衣服。

避免与感冒患者接触，感冒流行期间少去公共场所。

居室保持空气流通、新鲜。每天可用食醋加水熏蒸 1 次，进行空气消毒。

饮食宜清淡、易消化，忌食辛辣、冷饮、肥甘厚味。

注意观察病情变化。

反复呼吸道感染

反复呼吸道感染是指一年内发生呼吸道感染次数过于频繁，超过一定范围的疾病。根据部位可分为反复上呼吸道感染（鼻炎、咽炎、扁桃体炎）和反复下呼吸道感染（支气管炎、毛细支气管炎及肺炎等）。古代医籍中所述的"自汗易感"与本病接近，此类患儿亦被称为"易感儿"或"复感儿"。

本病多见于 6 个月 ~6 岁的小儿，其中 1~3 岁的幼儿发病率最高，学龄期前后发病次数明显减少。冬春季节气温变化剧烈时易反复不已，夏季有自然缓解趋势。反复呼吸道感染迁延不愈，常并发咳喘、心悸、水肿、痹证等病证，甚则影响小儿生长发育与身心健康。

【病因病机】

本病病因包括禀赋不足、喂养不当、顾护失宜、素禀体热等。病机责之于虚实两端：虚者正气不足，卫外不固；实者邪热内伏，遇感乃发。

▶▶ 禀赋不足，体质柔弱

父母体弱多病或妊娠时患病，或早产、多胎、胎气孱弱，生后肌肤薄弱，腠理疏松，不耐四时邪气，感邪即病。

▶▶ 喂养不当，脾胃受损

母乳不足或人工喂养，换乳不慎，辅食添加不当，或偏食、挑食，饮食精微摄取不足，脾胃虚弱，母病及子，土不生金，易遭外邪侵袭；或恣食生冷寒凉、肥甘厚腻之品，损伤脾胃，致外邪易侵。

▶▶ 顾护失宜，不耐寒热

户外活动缺乏，日照不足，肌肤柔弱，卫外不固，加之小儿寒热不知自调，若气候突变，冷热失常，而增减衣被不及时，极易致外感。素禀体热，遇感乃发。平素嗜食肥甘厚腻、辛辣炙煿之品致肺胃蕴热或胃肠积热，或热病后余邪未清。亦有久居湿地，湿热内蕴者。患儿素体热盛，一旦外邪侵袭，新感易受，留邪内发。

若反复呼吸道感染久病不愈，正气愈损，患儿抵抗力更加下降，则易变生他病。

【治疗原则】

本病以虚证为主，故治疗以补虚为要，关键要抓住用药的时机，或健脾补肺，或益气养阴，使"正气存内，邪不可干"。若属实证者，宜清泻肺胃为主。

【治疗】

捏脊疗法具有调阴阳、理气血、和脏腑、通经络的作用，可提高患儿免疫力、增强体质，防治反复呼吸道感染。每天 1 次，每周治疗 5 天，4 周为 1个疗程。

【其他疗法】

▶▶ 中成药

童康片用于肺脾两虚证。

槐杞黄颗粒用于气阴两虚证。

清降片用于肺胃实热证。

▶▶ 药敷贴疗法

每年三伏、三九期间，采用甘遂、细辛、白芥子、延胡索、生姜等药研末，用姜汁（或凡士林）调膏。贴敷于大椎、定喘、肺俞、膈俞、肾俞、天突、膻中、足三里等穴。以患儿耐受为度，每次选取 4~6 穴，贴 2~3 小时。

【预防调护】

注意环境卫生，保持室内空气新鲜流通，感冒流行期间不去公共场所。

经常进行户外活动或体育锻炼，多晒太阳，增强体质。避免雾霾天气外出运动，必要时佩戴口罩。

根据气温变化及时增减衣服，避免过冷或过热。出汗较多时，用干毛巾擦干，勿吹风着凉，洗澡时尤应注意。

养成良好的生活习惯，保证充足的睡眠。

保证膳食营养均衡，不贪凉，不偏食辛辣油腻，不过食。

积极防治各种慢性病，如维生素 D 缺乏性佝偻病、营养不良、贫血等。

发热

发热分为外感发热和内伤发热。外感发热是指感受六淫之邪或温热疫毒之气，导致营卫失和，脏腑阴阳失调，出现病理性体温升高，伴有恶寒、面赤、烦躁、脉数等为主要临床表现的一类外感病症。内伤发热是指以内伤为病因，凡由情志不舒、饮食失调、劳倦过度、久病伤正等导致脏腑功能失调，阴阳失衡所引起的发热。

发热是儿科多种疾病中的症状，可有壮热、低热、潮热等不同的证候群表现。壮热是指身体发热，热势壮盛，扪之烙手，或伴恶热烦渴的一种症状，属高热范畴；低热是指身体自觉发热，但热势不高，一般体温在37.5~38℃之间；潮热是指发热盛衰起伏有定时，犹如潮汐一般。因疾病不同与病因病机的差异，小儿发热应按原发疾病进行辨病辨证治疗。然而小儿体属纯阳，阴常不足，且发病容易、传变迅速，多种疾病因素的影响均可致病机从阳化热而出现高热，尤其婴幼儿更易见。故本节重点讨论小儿高热。

【病因病机】

小儿高热分外感与内伤两大类，外感高热为邪毒入侵，正邪相争；内伤高热则多正气虚损，阴阳失调。

外感高热：小儿脏腑娇嫩，肌肤薄弱，且寒暖不能自调，若调护失宜，六淫邪毒由口鼻、皮毛而入，侵犯肺卫，束于肌表，郁于腠理，正邪交争，则发热。感受温热、暑湿之邪，或感受寒邪，从阳化热，均可引起高热。邪愈盛，正愈实，交争愈剧，热势愈高。

里热炽盛：若外感邪毒入里化热，或温热疫毒等直中于里，或小儿嗜食肥甘辛辣，肺胃蕴热，均可致里热炽盛，发生高热。邪热充斥内外，扰上及下，闭塞气机，可出现邪热蕴肺、热炽阳明、热结肠道、热入营血诸证。热毒灼津炼液为痰，痰火交结，上扰清窍，引动肝风，亦可致变证丛生，甚至出现闭、脱等危重证候。

邪郁少阳：若感邪之后，正邪交争于半表半里，致少阳枢机不利者，则可见恶寒与发热交替出现之寒热往来证。由于少阳枢机不利，肝胆疏泄功能失常，故常伴口苦、咽干、目眩、胸胁苦满、心烦喜呕等证候表现。

【临床表现】

以发热为主要的临床表现，小儿腋温39.1℃以上为高热，41℃以上为超高热。发热时间超过两周为长期发热。

【治疗】

外感发热：独推天柱穴，推至热退为度。

轻度发热者：选清天河水，推至热退为度。

中高度发热：选水底捞明月，推至热退为度。

高度发热：退六腑，推至热退为度。

阴虚发热：揉二马，15~20 分钟。

食积发热：捏脊，每捏 3 次提拿 1 次，反复 4~5 次。

惊恐发热：清天河水，15~20 分钟。

若伴有其他症状，切勿拘泥，在治疗时可根据实际情况联合应用，以充分发挥穴位效专力宏的优势，进一步提高小儿推拿临床疗效。

按：小儿为病，多因外感、食积、惊吓而致，病因病机单纯但传变迅速。小儿为纯阳之体，其皮肤娇嫩，穴位敏感，每施以手法，即可调节脏腑功能，故迅速有效。《推拿三字经》指出："治急病，一穴良，大数万，立愈恙，幼婴者，加减量。"另据现代经穴研究，穴位对人体具有良性双向调节作用，其作用的发挥依赖于治疗信息明确，刺激量能充足，所以能取得明显效果。

【文献摘录】

《幼科推拿秘书》："清天河，天河穴在膀膊中，从坎宫小天心处一直到手弯曲池。清者，以我手三指或二指，自大横纹推到曲池，以取凉退热，并治淋疬昏睡，一切火症俱妙……热重不退，法宜清宜泄，水底捞月，揉涌泉，引热下行，揉脐及鸠尾……小儿诸热不退，法宜将水湿纸团，放在小儿手心内，再用水底捞明月法，立效……水底捞月，此退热必用之法也。"

【其他疗法】

▶▶ 中成药

九味双解口服液、小儿热速清口服液用于外感风热之发热。

清瘟解毒丸用于温热炽盛所致的发热。

小儿化食丸用于胃肠积热所致的发热。

【预防调护】

注意休息，观察体温、脉象、呼吸、神志、大小便、出汗等情况的变化。

保持室内空气新鲜及良好的通风，避免冷风冷气直接吹袭，并及时擦干汗液，松解衣裤以利散热。

饮食宜清淡，忌食肥甘厚味及生冷之品，注意多饮开水，供给充足的热量和水分。

保持大便通畅，观察排泄物性状，注意留取标本，并及时送检。

积极治疗原发病。

对曾有过高热惊厥者在应用退热药的同时，适当应用镇静剂，如地西泮、苯巴比妥等。

咳嗽

咳嗽是一种呼吸道常见症状，由于气管、支气管黏膜或胸膜受炎症、异物、物理或化学性刺激引起，表现先是声门关闭、呼吸肌收缩、肺内压升高，然后声门张开，肺内空气喷射而出，通常伴随声音。咳嗽具有清除呼吸道异物和分泌物的保护性作用。但如果咳嗽不停，由急性转为慢性，常给患者带来很大的痛苦，如胸闷、咽痒、喘气等。咳嗽可伴随咳痰。

咳嗽的形成和反复发病，常是许多复杂因素综合作用的结果。

【病因病机】

咳嗽的病因分内因和外因。外因是感受外邪，尤以风邪为主；内因是肺脾虚弱。本病病位主要在肺脾。

小儿冷暖不知自调，风邪致病，首犯肺卫。肺主气，司呼吸，肺为邪侵，壅阻肺络，气机不宣，肃降失司，肺气上逆，则为咳嗽。风为百病之长，常夹寒夹热，而致临床有风寒、风热之区别。

小儿脾虚生痰，上贮于肺，致肺之清肃失司而发为咳嗽。或禀赋不足，素体虚弱，若外感咳嗽日久不愈，进一步耗伤气阴，则发展为内伤咳嗽。

小儿咳嗽病因虽多，但其发病机制皆为肺脏受累，宣肃失司而成。外感咳嗽病起于肺，内伤咳嗽可因肺病迁延，也可由他脏先病累及于肺所致。其病理因素主要为痰。外感咳嗽为六淫之邪侵袭肺系，致肺气壅遏不宣，清肃之令失常，痰液滋生。内伤多为脾虚生痰，痰阻气道，影响肺气出入，致气逆作咳。若小儿肺脾两虚，气不化津，则痰湿更易滋生。若痰湿蕴肺，遇感引触，转从热化，则可出现痰热咳嗽。小儿禀赋不足，素体虚弱，若外感咳嗽日久不愈，可耗伤气阴，发展为肺阴耗伤或肺脾气虚之证。

【临床表现】

咳嗽因原发疾病不同，表现亦有差异。可有发热、胸痛、咳痰、咯血、打喷嚏、流涕、咽部不适、气促等。

【治疗】

以"咳嗽频作，喉痒声重"为主症者：揉双侧肺俞穴 15~20 分钟。

以"恶寒少汗"为主症者：推三关 15~20 分钟。

以"咳嗽不爽，痰黄黏稠，不易咯出"为主症者：揉风门穴 15~20 分钟。

以"口渴咽痛，或伴有发热头痛"为主症者：清天河水 15~20 分钟。

以"咳而无力，气短懒言，语声低微，体虚多汗"为主症者：补肺经 15~20 分钟。

以"咳而无力，痰白清稀，面色白，喜温畏寒，体虚多汗"为主症者：补脾经 15~20 分钟。

以"干咳无痰，或痰少而黏，不易咯出"为主症者：清天河水 15~20 分钟。

以"口渴咽干，喉痒声嘶，手足心热，或咳嗽带血，午后潮热"为主症者：揉二马 15~20 分钟。

注：在治疗咳嗽时，首先要找出病因，在治疗原发病的基础上，选择恰当的止咳祛痰药，注意护理。

【文献摘录】

《厘正按摩要术》："推肺俞，肺俞在第三椎下，两旁相去脊各一寸五分，对乳引绳取之……治伤寒。"

《推拿仙术》："肺俞穴，一切风寒用大指面蘸姜汤旋推之，左右同……唇白气血虚，补脾土为主。"

《厘正按摩要术》："推三关……主温性，病寒者多推之……法主温，病寒者用之。将儿手掌向上，蘸葱姜汤，由阳池推至曲池上面，须推三五百次，量人虚实施之。"

《幼科推拿秘书》："揉膻中、风门……以除肺家风寒邪热，气喘咳嗽之症……清天河，天河穴在膀膊中，从坎宫小天心处一直到手弯曲池……取凉退热，并治淋痫昏睡……肺金在无名指，属气。止咳化痰，性主温和，风寒入肺固嗽……凡小儿咳嗽痰喘，必推此……大拇指属脾土。脾气通于口，络联于大指，通背右筋、天枢穴、手列缺穴、足三里。"

【预防】

绝大部分咳嗽由呼吸道疾病引起，因此预防呼吸道疾病是预防咳嗽的关键。

加强锻炼，多进行户外活动，提高机体抗病能力。

气候转变时及时增减衣服，防止过冷或过热。

少带小儿去拥挤的公共场所，少与咳嗽患者接触，减少感染机会。

经常开窗，流通新鲜空气。

及时接受预防注射，减少传染病发生。

预防感冒非常关键，小儿平时要注意锻炼身体，提高御"邪"能力，避免外感，以防加重病情。

对小儿加强生活调理，饮食适宜，保证睡眠。

平时适当食用梨和萝卜，对咳嗽有一定的预防之效。

哮喘

哮喘是小儿时期常见的一种反复发作的哮鸣气喘性肺系疾病。哮指声响言，喘指气息言，哮必兼喘，故通称哮喘。临床以反复发作性喘促气急，喉间哮鸣，呼气延长，严重者不能平卧，张口抬肩，摇身撷肚，唇口青紫为特征。常在清晨或夜间发作或加剧。本病包括了西医学所称的喘息性支气管炎、支气管哮喘。

哮喘有明显的遗传倾向，初发年龄以 1~6 岁多见。发作有较明显的季节性，以秋季、春季气候多变时易于发病。大多数患儿经治疗可缓解或自行缓解，在正确的治疗和调护下，随年龄的增长，大都可以治愈。但若失于防治，喘息持续，或反复发作，迁延不愈，可延及成年，甚至遗患终身。

【病因病机】

▶▶ 病因

哮喘的病因既有外因，也有内因。内因责之于肺、脾、肾三脏功能不足，导致痰饮留伏，隐伏于肺窍，成为哮喘之夙根。外因责之于感受外邪，接触异物、异味以及嗜食咸酸等。

▶▶ 发作期的病机

哮喘的发作，都是内有痰饮留伏，外受邪气引动而诱发。感受外邪，以六淫为主，六淫之邪以风寒、风热为多。邪入肺经，肺失宣肃，肺气不利，引动伏痰，痰气交阻于气道，痰随气升，气因痰阻，相互搏击，气机升降不利，致呼吸困难，气息喘促，喉间痰鸣哮吼，发为哮喘。此外，嗜食咸酸厚味、鱼腥发物，接触花粉、绒毛等，闻到油漆等异常气味，活动过度或情绪激动，也都能刺激机体，触动伏痰，阻于气道，影响肺的通降功能，而诱发哮喘。

本病的发病都是外因作用于内因的结果，其发作之病机为内有壅塞之气，外有非时之感，膈有胶固之痰，三者相合，闭拒气道，搏击有声，发为哮喘。若是外感风寒，内伤生冷，或素体阳虚，寒痰内伏，则发为寒性哮喘；若是外感风热，或风寒化热，或素体阴虚，痰热内伏，则发为热性哮喘。若是外寒未解，内热已起，可见外寒内热之证；若痰饮壅肺未消，肾阳虚衰已显，又成肺实肾虚之证。

▶▶ 缓解期的病机

哮喘患儿，本为肺、脾、肾三脏不足之身体素质，反复发作，又常导致肺之气阴耗伤、脾之气阳受损、肾之阴阳亏虚，因而形成缓解期。虽然痰饮留伏未动，但出现肺脾气虚、脾肾阳虚、肺肾阴虚的不同证候。发作期以邪实为主，缓解期以正虚为主，但亦有发作期、缓解期不明显，发作迁延，虚实夹杂的复杂证候。

【治疗】

拇指或食指指端揉板门穴，15~20分钟。

板门可升清降浊，运达上下之气。板门相当于鱼际穴。《灵枢·五乱第三十四》曰："气乱于肺，则俯仰喘喝，接手以呼……气在于肺者，取之手太阴荥、足少阴输。"指出气乱于肺的哮喘，可取手太阴荥穴鱼际通阳气而平喘。鱼际五行属火，有通达肺经阳气之功。

【配伍选穴】

▶▶ 发作期

寒喘型：症状为咳嗽气促，喉中有哮鸣音，痰多白沫，恶寒无汗，面色㿠白，四肢欠温，口不渴或喜热饮。舌苔薄白或白腻，脉浮紧，指纹色淡红。用中指指端揉外劳宫，或用拇指甲掐外劳宫，15~20分钟。

热喘型：症状为咳喘哮鸣，咯痰黄稠，发热，面红，胸膈满闷，口渴喜冷饮，大便秘结，小便黄赤。舌红苔黄，脉滑数，指纹色紫红。揉膻中穴，15~20分钟。

▶▶ 缓解期

症状为先咯出大量泡沫性黏稠痰液，然后停止。静息时也有气短，动则加甚，伴倦怠懒言。舌淡苔白，指纹色淡红，脉象虚弱或沉细。治则为扶正固本，调理肺、脾、肾。

偏肺虚者：补肺经，向指根方向直推，15~20分钟。

偏脾虚者：补脾经，将患儿拇指微屈，沿拇指桡侧缘自指尖推向指根，15~20分钟。

偏肾虚者：补肾经，向指尖方向直推，15~20分钟。

【文献摘录】

《保赤推拿法》："掐外劳宫穴法……脏腑积有寒风热气，皆能和解，又治遍身潮热，肚起青筋，粪白不变，五谷不消，肚腹膨胀。"

《吴氏医方汇编》："膻中穴，属任脉。盖膻中为气海，能分布阴阳。"

《幼科推拿秘书》："膻中在胸前堂骨洼处……以除肺家风寒邪热，气喘咳嗽之症。"

《小儿按摩经》："揉板门，除气促气攻，气吼气痛，呕胀用之。"

《小儿推拿方脉活婴秘旨全书》："板门，在大指节下五分，治气促、气攻。"

《小儿推拿广意》："推板门止小肠之寒气。"

《婴童类萃·喘论》："若小儿，无过四症：有肺受寒邪，咳嗽而生喘者；有肺热，痰壅而上气喘急者；有食咸酸，肺经受伤而作喘者；又有病后，气虚生痰而喘急者，尤为难治。脉滑手足温者生；脉涩手足厥冷者死。若发汗如油，汗出如珠不流，哮而不休者死。"

《幼幼集成·哮喘证治》："素有哮喘之疾。遇天寒暄不时，犯则连绵不已，发过自愈，不须上方。于未发时，可预防之。有一发即能吐痰者，宜服补肾地黄丸，加五味、故脂，多服自愈。有发而不吐痰者，用痰喘方。"

《小儿药证直诀·脉证治法》："有肺虚者，咳而哽气，时时长出气，喉中有声，此久病也，以阿胶散补之。"

《幼科发挥·肺所生病》："小儿素有哮喘，遇天雨则发者，苏陈九宝汤主之。如吐痰多者，六味地黄丸主之。发挥云：肾者水脏也，受五脏六腑之津液而藏之。入心为汗，入肺为涕，入脾为涎，入肾为精，入肝为泪。凡咳嗽之多吐痰，乃肾之精液不归元也，宜补肾，地黄丸主之。"

【日常调护】

家里有患哮喘的宝宝，家长一定要格外注意。处于哮喘发作期的宝宝容易缺氧，缺氧会对大脑造成不同程度的损伤。因此发病时要及时吸氧。

一般认为呼吸道感染是哮喘发病的主要诱因，而吸入物可导致呼吸道感染。因此患儿在外最好戴口罩，在家保证空气流通，避免吸入烟尘、粉尘、花粉、羽毛、油烟等变应原而导致哮喘发作。

患哮喘的宝宝对气候变化很敏感，如气温突然变冷，湿度过高或过低及气压降低常可引起哮喘发作。因此家长要注意根据气候变化及时增减宝宝的衣物。

瘾疹

瘾疹病名首见于《素问·四时刺逆从论》，"少阴有余，病皮痹隐疹"。后世又称风疹块、风丹、蓓蕾，现代医学称为荨麻疹，为皮肤突然出现红色或苍白色团块，此起彼伏、时隐时现、消退迅速、瘙痒难忍的一种皮肤病。瘾疹未发为隐，发时疹子时隐时现，此起彼伏，变化太快，游走无常，与风同性。瘾疹虽隐，尤存风性，发作之时，瘙痒异常。急性者可在数小时或数日内痊愈，慢性者可迁延数月数年，经久难愈。

《医宗金鉴·外科心法要诀》云："此证俗名鬼饭疙瘩，由汗出受风，或露卧乘凉，风邪多中表虚之人。初起皮肤作痒，次发扁疙瘩，形如豆瓣，堆累成片，日痒甚者，宜服秦艽牛蒡汤，夜痒重者，宜当归饮子服之。"

【病因病机】

瘾疹主因为风，风团块高出皮肤，主要症状为瘙痒难忍。瘾疹的发生与心火旺盛、热入营血有关。风寒、风热之邪搏于肌肤，最易发为本病，亦有乳食积滞，蕴热化风；或先天不足、大病久病，气血亏虚，血虚化风，风与卫气相搏，郁于肌腠而发病。小儿脾常不足，运化能力差，喂养不当而致乳食积滞、肠腑失和，蕴热化风，心营受之而发痒疮。

本病病位在皮肤，与肺、心、脾、胃、大肠关系密切。

【临床表现】

起始皮肤瘙痒，随即发出风团，呈鲜红色或苍白色，大小形态不一，常随搔抓而扩大增多。风团泛发，时隐时现。可见水肿性红斑块，消退后不留痕迹。可伴畏冷、发热或腹痛、吐泻，若在喉部，可引起水肿、呼吸困难，甚至窒息。因于风热者，则脉浮数，苔薄黄；因于风寒者，其脉浮紧，舌苔白；兼湿热内蕴者，脉滑苔厚腻；兼气血不足者，脉沉细而弱。

【治疗】

治则为疏风和营止痒。揉板门穴，15~20分钟。

风寒加推三关，15~20分钟。

风热加清天河水，15~20分钟。

食积加清大肠，退六腑，各15~20分钟。

气血不足者加揉足三里、三阴交，各15~20分钟。

瘙痒甚加捣小天心，2分钟。

冷性瘾疹加横擦八髎，揉一窝风，15~20分钟。

热性荨麻疹加拿列缺，5~10 遍。

慢性荨麻疹加推上三关，5~10 分钟。

脘腹胀满或疼痛加振中脘，约 1 分钟。

情志不舒而引起加按弦走搓摩 5~8 遍。

喉头水肿、胸闷气促加双点缺盆，5~10 次。

【文献摘录】

《诸病源候论·风瘙身体瘾疹候》："邪气客于皮肤，复逢风寒相折，则起风瘙瘾疹……夫人阳气外则多汗，汗出当风，风气搏于肌肉，与热气并，则生痦瘰。"

《内经》："诸痛痒疮，皆属于心。"

《妇人大全良方》："医风先医血，血行风自灭。"

【其他疗法】

耳穴疗法：神门、皮质下、过敏点、心、肝、肺、大肠。急性者配合耳尖点刺放血。

【预防调护】

尽可能找出病因，并去除之。

禁食辛辣、鱼腥等物。

避风寒，调情志，慎起居。

厌食

小儿厌食症是指小儿在较长时间内以食欲减退或食欲缺乏为主的一种病证，并非一种独立的疾病，患儿临床主要表现为食欲不振、呕吐、腹胀、腹泻、便秘等。

【临床表现】

小儿厌食症在 1~3 岁左右的小儿中很常见，临床以形体消瘦、不思饮食、腹胀、大便不调为特征。多因患儿长期进食无规律，饥饱无度，致使其胃肠功能受损，进而影响食欲。食欲低下、摄入不足，又可导致患儿缺乏多种微量元素和维生素，久之则出现营养不良、生长发育滞后及抵抗力下降等症。

【治疗】

取四缝穴，以三棱针点刺双侧四穴，深 0.2~0.3cm，出针后挤出黄色透明液体 2~3 滴，再用消毒棉签擦拭干净，每周 1 次，治疗 4 次为 1 个疗程。

注：四缝穴有调理脾胃、化痞积的作用，早在古代文献中已有大量记载。针刺四缝穴，既可泻心脾积热，又可健脾和胃、消食导滞，还可通过经络的作用，调整机体功能，使气血通畅，阴平阳秘，促进脾胃功能恢复、增强食欲，从而有效治疗患儿的厌食症。

兼大便夹有不消化的食物残渣者：揉板门 15~20 分钟。

兼不欲饮食，手足心热，舌质红或光红少津者：揉二马 15~20 分钟。

兼大便干结，小便短赤者：运水入土法 15~20 分钟。

兼皮肤干燥不润，形体消瘦者：掐揉二马 15~20 分钟。

【文献摘录】

《灵枢·脉度》："脾气通于口，脾和则口能知五谷矣。"

《素问·痹论》："饮食自倍，肠胃乃伤。"

《幼幼集成》："或因病有伤胃气，久不思食。"

《幼科发挥·脾经兼证》："诸困睡，不嗜食，吐泻，皆脾脏之本病也。"

《小儿药证直诀·脉证治法》："脾胃不和，不能食乳，致肌瘦。"

【预防调护】

小儿厌食症与小儿的生活习惯有密切关系，所以必须做好家长的健康教育工作。

嘱咐家长安排好小儿的饮食，每天的食物尽量多样化，合理搭配谷类、肉类、豆类和蔬菜等。

培养小儿定时进餐、少吃零食的习惯。

让小儿多做户外活动。

多喝温开水，以促进新陈代谢。

注：小儿在日复一日的餐饮中出现食欲波动是正常的。因为在小儿周岁之后，随着生长速度的减缓，其食欲也会有所减少，而在成长高峰到来前夕，小儿的食物摄入量通常又会增加，只要小儿的身体健康就表示其摄入的营养是足够的。重要的是，家长应在小儿成长早期帮助他们树立对待食物的正确态度，养成良好的饮食习惯。

积滞

积滞是小儿内伤乳食，停聚中焦，积而不化，气滞不行所形成的一种胃肠疾病。以不思乳食，食而不化，脘腹胀满或疼痛，嗳气酸腐或呕吐，大便酸臭溏薄或秘结为临床特征。相当于西医学的功能性消化不良。

小儿各年龄段均可发病，但以婴幼儿最为多见。禀赋不足，脾胃素虚，人工喂养及病后失调者更易患病。本病可单独出现，亦可兼夹出现于其他疾病（如感冒、肺炎、泄泻等）病程中。本病一般预后良好，少数患儿可因积滞日久，迁延失治，进一步损伤脾胃，导致气血生化乏源，营养及生长发育障碍，转化为疳证，故有"积为疳之母，无积不成疳"之说。

【病因病机】

积滞的主要病因为喂养不当、乳食不节，损伤脾胃，致脾胃运化功能失调，或脾胃虚弱，腐熟运化不及，乳食停滞不化。病位在脾胃，基本病机为乳食停聚不消，积而不化，气滞不行。

【治疗】

以"烦躁多啼，嗳气酸腐或呕吐，大便酸臭，乳食积滞"为主症者：顺时针摩腹 15~20 分钟。

以"手足心热，烦躁多啼，夜卧不安，大便臭秽或秘结，食积化热"为主症者：掐揉小横纹 15 分钟。

以"面色萎黄，困倦无力，不思饮食，食则饱胀，腹满喜按，呕吐酸馊，大便溏薄或夹有乳食残渣"为主症者：天门入虎口法 20 分钟。

【文献摘录】

《幼幼集成·伤食证治》："如小儿之怯弱者，脾胃素虚，所食原少，或因略加，即停滞而不化，此乃脾虚不能消谷，转运迟耳。"

《诸病源候论》："小儿食不可过饱，饱则伤脾，脾伤不能磨消于食，令小儿四肢沉重，身体苦热，面黄腹大是也……宿食不消，由脏气虚弱，寒气在于脾胃之间，故使谷不化也。宿谷未消，新谷又入，脾气既弱，故不能磨之，则经宿而不消也。"

《医宗金鉴·幼科心法要诀》："夫乳与食，小儿资以养生者也。胃主纳受，脾主运化，乳贵有时，食贵有节，可免积滞之患。若父母过爱，乳食无度，则宿滞不消而疾成矣。"

《幼幼集成·食积证治》："夫饮食之积，必用消导。消者，散其积也；导者，行其气也。脾虚不运则气不流行，气不流行则停滞而为积。或作泻痢，或作痞，以致饮食减少，五脏无所资禀，血气日愈虚衰，因而危困者多矣，故必消而导之……若积因脾虚，不能健运药力者，或消补并行，或补多消少，或先补后消，洁古所谓养正而积自除。故前人破滞消坚之药，必假参术赞助成功。"

《小儿药证直诀·食不消》："脾胃冷，故不能消化。"

【预防调护】

要帮孩子养成良好的饮食习惯，不要让孩子处于过饥或过饱的状态。

少吃零食，家长发现孩子偏食要及时纠正。

母乳喂养，乳食宜定时定量，不应过饥或过饱。食品宜新鲜清洁，不应过食生冷、肥腻之物。

随着年龄的增长，逐渐添加相适应的辅助食品，不应偏食、杂食，合理喂养。

应保持大便通畅，养成良好的排便习惯。

起居有时，不吃零食，纠正偏食，少吃甜食，更不要乱服滋补品。

呕吐

小儿呕吐是婴幼儿及儿童时期常见的多发病之一，可见溢乳、普通呕吐、喷射性呕吐及周期性呕吐，以呕吐为主要症状。常伴腹痛、腹胀、腹泻、不思乳食、头晕、面色苍白、精神疲倦、四肢欠温、便秘、口渴、尿少等。病程或长或短，时轻时重，日久不愈。

【病因病机】

本病病因复杂，大多认为寒、热、积、滞是引起小儿呕吐的主要病因。主要有内因和外因，内因为先天脏腑娇嫩，形气未充，脾胃虚弱，卫外不固，易感寒暑湿邪；外因为外感六淫之邪，或护理不当、喂养饮食不节导致。其病机研究的侧重点和角度不同，但无外乎寒、热、虚、实。其主要病位在胃，与肝脾相关。小儿呕吐病理机制有别于成人，与小儿独特的生理特点有关，小儿稚阴稚阳，脏腑娇嫩，发生呕吐的病机总属于胃，和肝脾有关。小儿先天不足，易感外邪或乳食，不得运化而积滞于中脘，脾胃运化不足，胃不能降浊，胃气上逆导致呕吐，这被认为是小儿呕吐最重要的病机之一。其次，乳母的护理或喂养不当，饮邪上逆于胃或情志所伤而致肝胃不和，均是发病机制。

【临床表现】

呕吐仅是一种症状，给患儿带来很大痛苦。呕吐前面色苍白、上腹部不适（幼儿常说腹痛）、厌食、进食进水均吐。吐出物有时从口和鼻腔喷出。呕吐严重时，患儿出现口渴尿少，精神萎靡不振，口唇红，呼吸深长，脱水，酸中毒的临床表现。

【治疗】

以"呕吐酸馊或不消化食物，口气臭秽，不思饮食"为主症者：分腹阴阳 15~20 分钟。

以"呕吐清稀痰涎，时发时止"为主症者：推天柱骨 30 分钟。

以"腹痛绵绵，四肢欠温或大便稀溏"为主症者：揉外劳宫 15~20 分钟。

以"食入即吐，呕吐酸臭"为主症者：横纹推向板门或清胃经 30 分钟。

以"身热烦躁，唇干面赤，大便秘结"为主症者：清脾经 15~20 分钟。

以"呕吐清涎，心神烦乱，睡卧不安，面青色白，或惊惕哭闹，指纹青紫"为主症者：清肝经 20 分钟。

【文献摘录】

《素问·脉解》："食则呕者，物盛满而上溢，故呕也。"

《幼科发挥》："小儿呕秽不止，多为肝胆二经之病。"

《病因脉治》："真阳不足，火不生土，脾胃素寒，不能运化水谷。"

《内经》："诸逆冲上，皆属于火；诸胀腹大，皆属于热。"

《婴童类萃·呕吐论》："乳母夏月当风取凉，或冬月触冒风寒，此乳乳儿，亦令呕吐，随其冷热而治之。"

《医宗金鉴·幼科杂病心法要诀》："虫吐之症有二，有以胃经热蒸者，有以胃经寒迫者，皆能令虫不安，扰乱胃中而作吐也……寒吐者，皆因小儿过食生冷，或乳母当风取凉，使寒气入乳，小儿饮之，则成冷吐之证。"

《幼科金缄》："若时常恶心，呕清水及蛔虫，胃中作痛，得食则吐，虫也。"

【预防调护】

新生儿、婴儿哺乳不宜过急，哺乳后竖抱小儿身体，让其趴在母亲的肩上，轻拍背部至打嗝。

注意饮食宜定时定量，避免暴饮暴食，不要过食煎炸肥腻食品及冷饮。

注意饮食卫生，不吃脏的、腐败的食物。

加强体育锻炼，增强身体抵抗力，防止病毒及细菌的感染。

便秘

便秘是指大便秘结不通，排便次数减少或间隔时间延长，或便意频而大便艰涩、排出困难的病证，可单独存在，也可继发于其他疾病的过程中。

便秘为小儿常见的临床证候，可见于任何年龄，一年四季均可发病，西医学将便秘分为器质性便秘和功能性便秘两大类。功能性便秘是指未发现明显器质病变而以功能性改变为特征的排便障碍，约占儿童便秘的 90% 以上。本病经过合理治疗，一般预后良好，但容易造成肛裂，日久迁延不愈者可引起脱肛、痔疮等疾病。本节主要论述功能性便秘，其他类型的便秘应明确病因诊断，并在采取相应治疗的基础上，参考本节内容进行辨证论治。

【病因病机】

便秘的病因包括饮食因素、情志因素、正虚因素及热病伤津。主要病位在大肠，与脾、肝、肾三脏相关。病机关键是大肠传导功能失常，若脾胃升降功能失常，或肝气失疏则胃失和降，或肾气失煦，脾胃升降无力，导致大肠传导失职而形成便秘。

【治疗】

▷▷ 实秘

症状为大便干结，面赤身热，口臭唇赤，小便短赤，胸胁痞满，纳食减少，腹部胀痛，苔黄燥，指纹色紫。治则为顺气行滞，清热通便。

以"大便干结，面赤身热"为主症者：清大肠 15~20 分钟。

以"脘腹胀满，恶心呕吐，乳食积滞"为主症者：掐揉四横纹 15~20 分钟。

以"口干口臭，粪便状如羊屎，燥热内结"为主症者：退六腑 15~20 分钟。

以"胸胁痞满，嗳气频作，气机郁滞"为主症者：运外八卦 15~20 分钟。

▷▷ 虚秘

症状为大便时间间隔长，便秘不畅，或大便并不硬，但努责乏力难下，面唇㿠白，指爪无华，形瘦气怯，腹中冷痛，喜热恶寒，四肢不温，小便清长，舌淡苔薄，脉虚，指纹淡。治则为益气养血，滋阴润燥。

以"大便努责乏力难下，神疲乏力，气虚"为主症者：补脾经 15~20 分钟。

以"面色㿠白，腹中冷痛，四肢不温，阳虚"为主症者：指振神阙 5~10 分钟。

以"两颧红赤，心烦少眠，潮热盗汗，阴虚"为主症者：揉二马 15~20 分钟。

【预防调护】

要注意饮食。婴儿按时添加辅食，幼儿适量多吃蔬菜水果，主食不要太精细，适当加入粗粮，平时多饮水。

孩子积极参加体育锻炼，平时多跑跑、多跳跳，避免久坐。

便秘的宝宝要进行排便训练，养成定时排便的习惯。一般从孩子8~12个月开始，在餐后半小时（此时胃、结肠反射最活跃）上厕所，每次5~10分钟，每日1~2次，不要错失便意。坐便时，在孩子脚下垫高10~15cm，使臀部呈蹲位，避免久蹲强努。

特别提醒： 在患儿没有将宿便完全排出的前提下，切不可盲目增加食量。如果大量进食导致食积加重则得不偿失。饮食应徐徐图之，以清淡、少量为主。

泄泻

泄泻是以大便次数增多，粪质稀薄或如水样为特征的小儿常见病。一年四季均可发病，夏秋季节发病率高，不同季节发生的泄泻，证候表现有所不同。2岁以下小儿发病率高，是我国婴幼儿最常见的疾病之一。本病轻证治疗得当预后良好，重证则预后较差，可出现气阴两伤，甚至阴竭阳脱。久泻迁延不愈，则易转为慢惊风或疳证。

西医学称为腹泻，病因分为感染性和非感染性两类。感染性腹泻主要由病毒（如轮状病毒、柯萨奇病毒、埃可病毒等）、细菌（如致腹泻大肠埃希菌、空肠弯曲菌、耶尔森菌等）引起；非感染性腹泻常由饮食因素（如喂养不当、过敏性腹泻、乳糖酶缺乏）及消化功能紊乱等引起。

【病因病机】

泄泻的根本原因在于脾胃功能失调。脾胃为后天之本，气血生化之源，因小儿五脏六腑成而未全、全而未壮，若饮食失节，寒温不调，则导致脾胃损伤，饮食水谷不能正常化生精华之气，则水反为湿，谷反为滞，精微不布，清浊不分，乃致合污而下，而发泄泻。小儿脏腑娇嫩，形气未充，肌肤薄弱，冷暖不知自调，易为外邪侵袭而发病。外感风、寒、暑、湿、热邪均可致泻，这些外邪常与湿邪相合而致泻，故有"无湿不成泻""湿多成五泻"之说。

本病的病位在脾，即所谓"吐责之于胃，泻责之于脾"。本病的病机为湿邪停滞。脾为阴土，性喜燥而恶湿。若脾运失职，小肠无以分清泌浊，大肠无法传化，水反为湿，谷反为滞，合污而下，则发生泄泻。

湿邪是发生小儿泄泻的必要因素，既可来自外感邪气，又可来源于小儿素体脾胃虚弱或贪凉、饮食生冷等导致的内生湿邪。饮食积滞所致的伤食泻亦为常见，可单独发生，亦常兼见于其他泄泻证候中。王熙国认为小儿泄泻多因脾胃娇弱，饮食积滞于肠胃，阻碍气机，气滞中生，升降失常。伤食导致脾失健运，不能为胃行其津液，津液输布障碍则聚而成湿，湿邪内停。气滞湿阻，聚而成浊，继而酿热伤络，使泄泻加重或变生他证。明代万全认为小儿"脾常不足""水谷之寒热伤人也，感则脾先受之"。小儿生机旺盛，发育迅速，且脏腑功能未完善，脾胃负担较成年人重，加之饮食不知自节或父母喂养不当，因此小儿脾胃功能易于紊乱，影响其正常的运化功能，导致清浊不分、升降失常而见泄泻。

临床中亦有因长期使用抗生素影响患儿脾胃运化功能，从而导致泄泻发生。由于抗生素性寒凉，不宜久服，久服则会损伤脾胃之阳，影响其正常生理功能而致泄泻。

【临床表现】

大便次数明显增多，严重者达每日 10 次以上。大便呈淡黄色或清水样；或夹奶块、不消化物，如蛋花汤状；或黄绿稀便；或色褐而臭，夹少量黏液。同时可伴有恶心、呕吐、纳减、腹痛、发热、口渴等症。

重症泄泻，可见小便短少，精神烦躁或萎靡，皮肤干瘪，眼窝、囟门凹陷，啼哭无泪等脱水症状，以及口唇樱红，呼吸深长，腹部胀满，四肢逆冷等症。

【治疗】

伤食泻：顺运内八卦 30 分钟。

轻症，大便每日 5~6 次者：清胃经 15~20 分钟。

重症，大便每日 10 余次，有脱水现象者：推箕门 30 分钟（需及时补充水分，重症者及时到医院就诊以防电解质紊乱）。

以"大便清稀多泡沫，色淡不臭"为主症者：清补大肠 15~20 分钟。

以"大便稀溏伴肠鸣腹痛"为主症者：揉一窝风 15~20 分钟。

以"大便稀溏伴恶寒发热"为主症者：揉外劳宫 15~20 分钟。

以"腹痛即泻，暴注下迫"为主症者：退六腑 30 分钟。

以"烦躁口渴，小便短赤"为主症者：清小肠 15~20 分钟。

以"大便稀溏，完谷不化，时轻时重，面色萎黄，神倦乏力"为主症者：补脾经 30 分钟。

以"久泄不止，完谷不化，形寒肢冷"为主症者：掌振神阙 5 分钟。

以"精神萎靡，睡时露睛"为主症者：补脾经 15~20 分钟。

脱肛者：揉百会 15~20 分钟。

【文献摘录】

《脾胃论》："水谷之寒热，感则害人六腑。"

《灵枢·百病始生》："虚邪之中人也，留而不去，传舍于肠胃，多寒则肠鸣飧泄，食不化，多热则溏出糜。"

《幼幼集成·泄泻论治》："夫泄泻之本，无不由于脾胃。"

《素问·痹论》："饮食自倍，肠胃乃伤。"

【其他疗法】

▶▶ 中成药

保和丸用于伤食泻。

小儿肠胃康颗粒用于湿热泻。

藿香正气口服液用于风寒泻。

附子理中丸用于脾肾阳虚泻。

【预防调护】

注意饮食卫生，保持食物清洁，饭前、便后要洗手。

提倡母乳喂养，避免在夏季时断奶，遵守添加辅食的原则，注意科学喂养。

对感染性腹泻患儿隔离治疗，避免与患儿接触。

注意气候变化，防止感受外邪，避免腹部受凉。

适当控制饮食，减轻脾胃负担，对吐泻严重及伤食泄泻患儿可暂时禁食，随着病情好转，逐渐增加饮食量。忌食油腻、生冷及不易消化的食物。

保持皮肤清洁干燥，勤换尿布。每次大便后，用温水清洗臀部。

密切观察病情变化，及早发现泄泻变证。

腹痛

腹痛指胃脘以下、脐之两旁及耻骨以上部位的疼痛。其中发生在胃脘以下、脐部以上部位的疼痛称为大腹痛；发生在脐周部位的疼痛，称为脐腹痛；发生在小腹两侧或一侧部位的疼痛，称为少腹痛；发生在下腹部正中部位的疼痛，称为小腹痛。

腹痛为小儿常见的临床证候，见于任何年龄与季节。许多疾病均可引起腹痛，因婴幼儿不能诉说或表述不清，故小婴儿腹痛常表现为啼哭，因此必须详细检查，以免贻误病情。本节主要论述功能性腹痛。

【病因病机】

引起小儿腹痛的原因较多，主要与腹部中寒、乳食积滞、胃肠热结、脾胃虚寒和瘀血内阻等有关。病位主要在脾、胃、大肠，亦与肝有关。病机关键为脾胃肠腑气滞，不通则痛。

【临床表现】

表现在胃脘部、脐周部位、小腹两侧或一侧部位、下腹部正中部位疼痛。腹痛时作时止、时轻时重，常有反复发作、发作后自行缓解的特点。疼痛的性质可有隐痛、钝痛、胀痛、刺痛、掣痛。伴随腹痛出现的症状不多，可有啼哭不宁、腹胀等。

【辨证论治】

以"腹痛急骤，拒按，受凉后发生"为主症者：揉一窝风3分钟。

以"腹部疼痛，手足欠温，面色青白"为主症者：揉气海 15~20 分钟。

以"腹痛隐隐，时作时止，痛处喜按，得温则适"为主症者：按揉关元 15~20 分钟。

以"腹部胀满，疼痛拒按，厌食，嗳腐吞酸"为主症者：摩揉中脘 15 分钟。

若脐周痛甚，腹部触及块状物，有虫便史者：先摩腹，再揉腹 15~20 分钟。

若蛔虫窜行胆道，痛如钻顶，汗出肢冷吐蛔者：按揉胆囊穴 15~20 分钟。

【注意事项】

注意腹部保暖，避免寒邪、湿热之邪侵袭腹部。

饮食卫生，不宜过食生冷。

热结脘腹引起腹痛，不宜用炒热的药物贴敷，冷后贴敷为宜。

【其他疗法】

▶▶ 中成药

藿香正气液用于腹部中寒证。

大山楂丸用于乳食积滞证。

理中丸用于脾胃虚寒证。

元胡止痛片用于气滞血瘀证。

【预防调护】

注意饮食卫生，避免多食生冷。

注意气候变化，防止感受外邪，避免腹部受凉。

剧烈或持续腹痛者要卧床休息，及时检查腹部体征，并做必要的辅助检查，以利鉴别诊断和及时处理。

根据病因，给予相应饮食调护。

虚性寒性腹痛者应温服或热服药液。呕吐者，药液要少量多次分服。

夜啼

夜啼是指婴儿入夜啼哭不安、时哭时止，或每夜定时啼哭，甚则通宵达旦，但白天如常的一种病证。多见于新生儿及婴儿。

啼哭是新生儿及婴儿的一种正常生理活动，是表达要求或痛苦的方式。如果因为饥饿、惊恐、尿布潮湿、衣被过热或过冷等引起啼哭，而喂以乳食、安抚亲昵、更换潮湿尿布、调节冷暖后，啼哭即可停止者，不属病态。

本节主要论述婴儿夜间不明原因的反复啼哭。由于发热、口疮、腹痛或其他疾病引起的啼哭，不属本病范围。

【病因病机】

本病病因有先天因素和后天因素两个方面。先天因素责之于孕母素体虚寒或孕母性情急躁，遗患于胎儿；后天因素包括腹部受寒，体内积热，暴受惊恐。病位主要在心、脾。病机为脾寒，寒则痛而啼；心热，热则烦而啼；惊恐，惊则神不安而啼。寒、热、惊为本病之主要病因病机。

【临床表现】

多见于新生儿或婴儿，入夜啼哭，不得安睡，时哭时止，或每夜定时啼哭，甚则通宵达旦，而白天如常。

全身一般情况良好，排除因外感发热、口疮、肠套叠、寒疝等疾病引起的啼哭。

【治疗】

治则为平肝，清热，安神。清肝经，15~20 分钟。

寒啼加揉关元 15~20 分钟。

热啼加掐总筋 3 分钟。

惊啼加掐神门 10 分钟。

消化不良者，加清补脾 10 分钟。

以"夜间啼哭，时哭时止，四肢不温，大便溏稀"为主症者：揉外劳

15~20分钟。

以"夜间啼哭，哭声响亮，面赤唇红，烦躁不安"为主症者：清天水15~20分钟。

以"尿赤"为主症者：揉小天心15~20分钟。

【文献摘录】

《诸病源候论·小儿杂病诸候·夜啼候》："小儿夜啼者，脏冷故也。夜阴气盛，与冷相搏则冷动，冷动与脏气相并，或烦或痛，故令小儿夜啼也。"

《幼幼集成·夜啼证治》："小儿夜啼有数证：有脏寒、有心热、有神不安、有拗哭，此中寒热不同，切宜详辨。脏寒者，阴盛于夜，至夜则阴极发躁，寒甚腹痛，以手按其腹则啼止，起手又啼，外证面青手冷，口不吮乳，夜啼不歇，加减当归散。心热烦啼者，面红舌赤，或舌苔白涩，无灯则啼稍息，见灯则啼愈甚，宜导赤散加麦冬、灯心，甚则加川连、龙胆草。神不安而啼者，睡中惊悸，抱母大哭，面色紫黑，盖神虚惊悸，宜安神丸定其心志。有吐泻后及大病后夜啼，亦由心血不足，治同上。"

【其他疗法】

▶▶ 中成药

宝宝乐用于脾寒气滞证。

保赤丹用于心经积热证。

琥珀抱龙丸用于暴受惊恐证。

【预防护理】

孕妇及乳母不宜过食寒凉与辛辣热性食物，孕期适当补充钙剂。

新生儿注意保暖而不过热，腹部保暖。

保持环境安静，睡眠时光线适度。

乳儿喂食以满足需要而不过量为原则。

不要将婴儿抱在怀中睡眠，不通宵开启灯具，逐渐减少夜间哺乳次数，养成良好的睡眠习惯。

啼哭不止时，注意寻找啼哭原因，如饥饿、过饱、闷热、寒冷、虫咬、尿布浸渍、衣被刺激等，并予解决。

汗证

汗证是指小儿由于阴阳失调、腠理不固，而致汗液外泄异常的一种病证。多发生于 5 岁以内的小儿。

汗是人体五液之一，由阳气蒸发津液从汗孔排出。正常汗出有调节体温、排泄机体代谢产物、润泽皮肤、维持阴阳平衡、气血通达、营卫和谐的作用，为正常的生理现象。小儿由于形气未充、腠理疏薄，加之生机旺盛、清阳发越，在日常生活中，较成人容易出汗，不属病态。小儿汗证按出汗时间分有自汗、盗汗；按汗势分有无汗、少汗、微汗、缓汗、急汗、战汗；按性质分有热汗、冷汗、黏汗；按颜色分有黄汗、红汗。本节主要讨论自汗、盗汗。睡中出汗，醒时汗止者，称盗汗；不分寤寐，无故汗出者，称自汗。至于因温热病引起的出汗，或属危重证阴竭阳脱、亡阳大汗者，均不属本病。

小儿汗证，多属西医学甲状腺功能亢进、自主神经功能紊乱、反复呼吸道感染等。若是维生素 D 缺乏性佝偻病、结核病、风湿病等患儿有多汗症状者，应以原发病治疗为主，临证当注意鉴别，以免延误治疗。同时应排除护理不当、气候变化等客观因素及其他疾病因素所引起的出汗。

【病因病机】

本病的发病原因，责之于先天禀赋不足、后天调护失宜、病后失养、用药发散太过等导致肌表疏松、腠理开泄，或汗液不能自藏而外泄，或热盛迫津外泄。

汗是人体五液之一，是由阳气蒸化津液而来。心主血，汗为心之液，阳为卫气，阴为营血，阴阳平衡，营卫调和，则津液内敛。反之，若阴阳脏腑气血失调，营卫不和，卫阳不固，腠理开阖不利，则汗液外泄。小儿汗证的发生多由体虚所致，其主要病因为禀赋不足，调护失宜。

【临床表现】

小儿在正常环境和安静状态下，以全身或局部汗出异常为主要表现。寐则汗出，醒时汗止者为盗汗；不分寤寐而时时汗出者为自汗。多汗常湿衣或湿枕。

【治疗】

自汗，治则为益气固表止汗；盗汗，治则为益气养阴止汗。揉肾顶 15~20 分钟。

以"汗出以头、肩背部明显，动则溢甚"为主症者：补脾经 15~20 分钟。

以"面色少华，神疲乏力，肢体欠温"为主症者：揉外劳宫 15~20 分钟。

以"汗出周身，微寒怕风，不发热或伴低热"为主症者：掐揉合谷 15~20 分钟。

以"精神疲倦，胃纳不振"为主症者：顺运八卦 15~20 分钟。

偏气虚者：揉足三里 15~20 分钟。

偏阴虚者：补肾经 15~20 分钟。

【文献摘录】

《诸病源候论·小儿杂病诸候·盗汗候》："盗汗者，眠睡而汗自出也，小儿阴阳之气嫩弱，腠理易开，若将养过温，因睡卧阴阳气交津液发越而汗自出也。"

《幼科发挥·诸汗》："汗者心之液也。头汗不必治。小儿纯阳之体，头者诸阳之会，心属火，头汗者，炎上之象也，故头汗者，乃清阳发越之象，不必治也。"

《医方考》："阴虚之人睡去，则卫外之阳，乘虚陷入于阴中，表液失其固卫，故令溅然而汗出。人觉则阳用事，卫气复出于表，表实而汗即止矣。"

《景岳全书·汗证》："自汗者属阳虚，腠理不固，卫气之所司也。人以卫气固其表，卫气不固，则表虚自汗。"

《医学正传》："夫各脏皆能令人出汗，独心与脾胃主湿热，乃总司耳——若夫自汗与盗汗者，病似而实不同也。其自汗者，无时而溅溅然出，动则为甚，属阳虚，胃气之所司也。盗汗者，寐中而通身如浴，觉来方知，属阴虚，营血之所主也。"

【其他疗法】

▷▷ 中成药

玉屏风口服液用于表虚不固证。

生脉饮口服液用于气阴亏虚证。

虚汗停颗粒用于气阴亏虚证。

▷▷ 单方验方

糯稻根 30g，浮小麦、碧桃干各 15g，水煎服，用于自汗。

浮小麦 30g，麻黄根 10g，水煎代茶饮，用于自汗。

【预防调护】

进行适当的户外活动，加强体育锻炼，增强小儿体质。

汗出过多应补充水分，进食易于消化、营养丰富的食物。

积极治疗各种急、慢性疾病，注意病后调护。

汗出衣湿后，应及时用柔软干毛巾拭干皮肤，或扑以滑石粉、龙骨粉、牡蛎粉等。更换干净内衣，避免直接吹风受凉。

口疮

口疮是小儿较为常见，以口腔黏膜、舌体及齿龈等处出现大小不等淡黄色或灰白色溃疡，局部灼热疼痛，或伴发热、流涎为特征的口腔疾病。若溃疡面积较大，甚至满口糜烂者，称为口糜；若溃疡发生在口唇两侧，称为燕口疮。本病属西医学口炎范畴，最常见者为细菌感染性口炎及疱疹性口炎。

本病以 2~4 岁的婴幼儿多见，一年四季均可发病，无明显的季节性。临床上既可单独发生，也可伴发于其他疾病，如急性感染、腹泻、久病体弱和维生素 B、维生素 C 等缺乏时。预后多良好，少数体质虚弱者口疮可反复发生，迁延难愈。

【病因病机】

本病病因包括内因和外因两方面。内因责之于素体积热或阴虚火旺。外因主要是感受外邪，风热乘脾；或调护不当，秽毒内侵，心脾积热。病位主要在心、脾、肾。病机关键为心脾肾三经素蕴积热，或阴虚火旺，复感邪毒熏蒸口舌所致。

【临床表现】

常见齿龈、舌体、两颊、上腭等黏膜处出现黄白色溃疡，大小不等，甚则满口糜腐，疼痛流涎，进食困难，可伴发热或常有颌下淋巴结肿大、疼痛。疱疹性口炎先见散在或成丛的小疱疹，周围有红晕，继而疱疹破溃形成溃疡。口疮整个病程为 7~10 天。

【治疗】

实证治以清热解毒，清心泻脾；虚证治以滋阴降火，引火归原。清胃经 15 分钟。

以"唇舌或两颊内出现疮疹、溃疡、红肿、疼痛、流涎"为主症者：清脾经 15 分钟。

以"发热、恶寒、咳嗽、咽赤"为主症者：揉一窝风 15 分钟。

以"口腔溃疡面较多或满口糜烂，根角红赤，溃疡面上有白色分泌物，疼痛拒食"为主症者：揉四横纹 15~20 分钟。

以"烦躁哭闹不眠，口臭流涎，牙龈红肿，重者发紫"为主症者：揉小横纹 15~20 分钟。

以"小便黄，大便干结或发热面赤"为主症者：退六腑 15~20 分钟。

以"舌上、口腔黏膜糜烂或溃疡，色红疼痛，饮食困难"为主症者：揉小横纹 15~20 分钟。

以"心烦不安，口干欲饮，流涎，小便短赤"为主症者：清天河水 15~20 分钟。

>> **兼症**

兼发热者，加退六腑 20 分钟。

兼流口水重者，加揉小横纹 10 分钟。

兼烦躁惊悸者，加捣小天心 1~2 分钟。

【文献摘录】

《圣济总录》："小儿口疮者，由血气盛实，心脾蕴热，熏发上焦，故口生疮。盖小儿纯阳，易生热疾，或衣服过厚，饮食多热，血脉壅盛，皆致此疾。"

【其他疗法】

▶▶ 中成药

小儿豉翘清热颗粒用于风热乘脾证。

牛黄解毒片用于心火上炎证。

清降片用于脾胃积热证。

知柏地黄丸用于虚火上浮证。

▶▶ 药物外治

冰硼散、青黛散、西瓜霜、珠黄散，取适量涂敷患处。用于实证。

开喉剑气雾剂，每次适量，喷敷患处。用于心火上炎、脾胃积热证。

锡类散，取适量涂敷患处。用于虚火上浮证。

吴茱萸粉适量，陈醋调，外敷涌泉穴。用于虚火上浮证。

【预防调护】

保持口腔清洁，注意饮食卫生，避免不必要的口腔擦拭，以免损伤口腔黏膜。

保证充足的营养，平素多食新鲜蔬菜和水果，保持大便通畅，不宜过食肥甘厚腻之品。

保持口腔外周皮肤干燥卫生。

加强锻炼，增强体质，避免感染。

惊风

惊风是小儿常见的一种急重病证，临床以抽搐、昏迷为主要症状。其证候可概括为四证八候，四证即痰、热、惊、风；八候指搐、搦、掣、颤、反、引、窜、视。惊风发作时，四证常混同出现，难以截然分开，八候出现表示惊风已在发作，但惊风发作时，不一定八候全都出现。

惊风分为急惊风和慢惊风两大类：凡起病急暴，八候表现急速强劲，病性属实属阳属热者，为急惊风；起病缓，病久中虚，八候表现迟缓无力，病性属虚属阴属寒者，为慢惊风。慢惊风中若出现纯阴无阳的危重证候，称为慢脾风。

本病属西医学小儿惊厥，好发于 1~5 岁儿童，可见于多种疾病之中。其原发疾病有一定的季节特点：冬春季节常见于感冒、肺炎喘嗽、麻疹、流行性腮腺炎、流行性脑脊髓膜炎等；盛夏季节好发于流行性乙型脑炎；夏秋季节常见于中毒性细菌性痢疾；秋季常见于腹泻；冬季多见于重症肺炎、低钙血症等。

急惊风

急惊风来势急骤，以高热、抽风、昏迷为主要表现，痰、热、惊、风四证俱备。

【病因病机】

病因主要包括外感风热、感受疫毒及暴受惊恐。病位主要在心肝。病机关键为邪陷厥阴，蒙蔽心窍，引动肝风。

【临床表现】

3 岁以下婴幼儿多见，5 岁以上逐渐减少。

以高热、抽风、昏迷为主要表现。

可有原发性疾病的特征表现。

【治疗】

急惊风治疗应以豁痰、清热、息风、镇惊为基本治则。掐揉二扇门 15~20 分钟。胸闷加运内八卦 10 分钟。头痛或角弓反张加揉阳池 10 分钟。推拿结束后掐精灵、威灵、五指节，每节掐 5 次。

【其他疗法】

▶▶ 中成药

儿童回春颗粒用于急惊风外感风热者。

八保惊风散、牛黄镇惊丸用于急惊风感受疫毒所致者。

小儿惊风散用于急惊风暴受惊恐所致者。

【预防调护】

对于发热患儿，尤其既往有热性惊厥史者，要及时控制体温，必要时加服抗惊厥药物。

对于惊风发作中的患儿，切勿强制按压，以防骨折。要采取头侧位，保持呼吸道通畅，及时清除鼻腔、口腔分泌物，必要时吸痰。将压舌板用纱布包裹放在患儿上下牙齿之间，防止咬伤舌体。

严密监测患儿面色、瞳孔、体温、血压、心率、呼吸等情况。抽搐时间较长者，应给予吸氧。

积极治疗原发病，防止惊厥反复发作。

按计划免疫接种，预防传染病。

慢惊风

慢惊风以来势缓慢，抽搐无力，时作时止，反复难愈为特征，常伴昏迷、瘫痪等症。

【病因病机】

慢惊风多由大病、久病，如暴吐、暴泻、久吐、久泻等致脾胃虚弱，土虚木亢；或脾肾阳虚，失于温煦；或热病伤阴，筋脉失于濡养。其病位主要在脾、肾、肝，病性以虚为主。

【临床表现】

起病缓慢，病程较长，症见面色苍白，嗜睡无神，抽搐无力，时作时止，或两手颤动，筋惕肉𪠰，脉细无力。

【治疗】

慢惊风治以补虚治本为主，临床常用治法有温中健脾、温阳逐寒、育阴潜阳、柔肝息风等。掐关冲，拇指甲重掐之，15~20 分钟。

痰盛加运八卦 10 分钟，揉小横纹 10 分钟。腹痛加揉外劳宫 10 分钟。推拿结束后均掐精灵、威灵、五指节。抽风缓解后禁睡。

【预防调护】

患儿抽搐发作时，调护同急惊风。

病情好转后，应予高营养、易消化食物。

长期卧床患儿应经常变换体位，防止褥疮发生。

保证营养，不能吞咽者给予鼻饲。

积极治疗原发病，防止惊风反复发作。

遗尿

遗尿是常见病，是指 3 周岁以上的小儿睡中小便自遗，醒后方觉的一种病症。儿童最常见的为原发性单纯性遗尿症。现代医学认为，遗尿症是由于大脑皮层及皮质下中枢功能失调引起。一是由于尚未建立起排尿反射，功能发育尚不成熟，如膀胱内控制排尿功能差，膀胱容量较小。二是由于情绪及体质上的影响，如紧张、受惊、病后体虚、白天劳累过度等。中医学称之为"遗尿"，认为其病机主要与肾及膀胱的开合功能失调有关。遗尿属于多因素疾病，需早期、及时治疗。推拿疗法轻快柔和，平稳着实，且推拿穴位多分布两肘以下，给临床治疗带来方便。推拿疗效可靠，并可使小儿免受针药之苦，受到了广大患儿及家长的欢迎。

《内经》中将遗尿称为"遗溺"。《素问·宣明五七篇》说："膀胱不利为隆，不约为遗溺。"显然，它泛指一切小便失约、不禁自出之症。唐代以后，历代医家方书收藏治疗小儿的方法甚多，大多用药，重在补肾固涩。明代《金岳全书·遗溺》说："梦中自遗者，惟幼稚多有之，其气壮可自固，或少加调理可愈，无足疑也"，可见本病只要合理及时治疗并不难。临床上本病发病往往是男孩明显高于女孩，病程长短不一，时常有反复发作之象。中医学认为遗尿多为先天禀赋不足，下元虚寒，肾气不固，不能温养膀胱，膀胱气化功能失常，闭藏功能失调，不能制约水道导致遗尿。治疗不及时得当，会给患儿正常生活带来诸多不便，对健康的心理状态和完整的人格形成极为不利。

对于小儿遗尿症的治疗，中医学具有独特治疗优势，通过补脾益肾，缩泉止遗固涩，能有效增强大脑皮层对排尿反射区神经的敏感性，应用针灸的办法刺激机体的特殊"敏感点"来调节排尿反射区的功能，引起逼尿肌收缩，使膀胱内压升高，膀胱内压力感受器易于传导唤醒患儿排尿，这种治疗方法具有疗效好、见效快、安全可靠、操作简便、患儿易于接受等特点，有较好的推广价值。

【病因病机】

遗尿的病因责之先天禀赋不足，后天久病失调；肺、脾、肾功能不足；心肾不交、肝经湿热下注。其中尤以肾气不固、下元虚寒所致的遗尿最为多见。遗尿的病位主要在膀胱，与肾、脾、肺密切相关。病机为三焦气化失司，膀胱约束不利。

【临床表现】

发病年龄在 5 岁以上，寐中小便自出，醒后方觉。

每周至少有 2 次出现症状，持续 3 个月以上或自幼遗尿，没有连续 6 个月以上的不尿床期。

【治疗】

以温补下元、固摄膀胱为基本治则。肺脾气虚者治以健脾益气，水火失济者治以清心滋肾，肝经湿热者治以清利湿热。揉中极穴 15~20 分钟。

【辨证论治】

▷▷ 肺脾气虚

症状为睡中遗尿，量多次频，少气懒言，食欲不振，白日易出汗，易感冒，舌淡苔薄白。揉太渊 15~20 分钟。

▶▶ 肾气不足

症状为经常遗尿，小便清长，形寒肢冷，智力较同龄孩子稍差，舌淡苔白。揉气海穴 15~20 分钟。

▶▶ 心肾不交

症状为睡中小便自遗，夜寐不宁，记忆力差，易盗汗，手足心热，舌红少苔。揉二马 15~20 分钟。

▶▶ 肝经湿热

症状为睡中遗尿，小便黄少，脾气急躁，面赤唇红，舌红苔黄腻。清肝经 15~20 分钟。

【其他疗法】

▶▶ 中成药

五子衍宗丸用于下元虚寒证。

缩泉丸用于下元虚寒之轻证。

补中益气丸用于肺脾气虚证。

龙胆泻肝丸用于肝经湿热证。

▶▶ 行为疗法

膀胱功能训练：白天鼓励患儿多饮水，尽量延长两次排尿之间的时间间隔，并鼓励患儿在排尿过程中中断 1~10 秒后再把尿排尽，以训练膀胱括约肌功能，达到自主控制排尿的目的。

夜间叫醒法：掌握患儿夜间排尿规律，家长定时唤醒孩子排尿，较大患儿可用闹钟唤醒。鼓励患儿醒后自主排尿，以站起后主动排尿为目的。

【预防调护】

培养良好的生活习惯，勿使患儿白天玩耍过度，避免过度疲劳及精神紧张。

晚间入睡前 2 小时禁止饮水，不食用含水分较多的食物和利尿食品。

夜间尿湿后要及时更换裤褥，保持干燥及外阴部清洁。

坚持排尿训练，夜间定时唤醒孩子排尿，使其习惯醒时主动排尿。

耐心教育，不体罚，不责骂，消除其紧张心理，建立信心，积极配合治疗。

五迟、五软

五迟是指立迟、行迟、发迟、齿迟和语迟；五软是指头项软、口软、手软、足软、肌肉软，为小儿生长发育迟缓的疾病。患儿筋骨痿弱，发育迟缓，头发稀少，色泽无华，坐起、站立、行走、生齿及语言等迟于正常同龄小儿或伴智力低下。西医学上的脑发育不全、智力低下、脑性瘫、佝偻病等，均可见到五迟五软证候。五迟与五软既可单独出现，也常互力并见，多数患儿由先天禀赋不足所致，证情较重预后不良，少数后天因素引起。古代医籍有关五迟、五软的记载最多，早在《诸病源候论·小儿杂病诸候》中就记载"有齿不生候""数岁不能行候""头发不生候""四五岁不能语候"，《保婴撮要·五软》指出："五软者，头项手足肉口是也……皆因禀五脏之气虚弱，不能养充达"。

【病因病机】

五迟五软的病因主要为先天禀赋不足，亦有后天失于调养。先天因父精不足，母血气虚，禀赋不足；或母孕时患病、药物受害等不利因素影响胎儿，以致母生子弱，造成患儿精气不足，髓脑未满，脏气虚弱，筋骨肌肉失养而成。后天因小儿生后，乳食不足，或体弱多病，或大病失养，以致脾胃亏损，气血虚弱，筋骨肌肉失于滋养所致。因此，五迟五软的病机为五脏不足，气血虚弱，精髓不充，导致生长发育障碍。其中，与脏器关系密切，肾主骨，肝主筋，脾主肌肉。人能站立行走，需要筋骨肌肉强健。若肝肾脾不足，则筋骨肌肉失养，可出现立迟、行迟，头项软而无力，不能抬举；手软无力下垂，不能握举；足软无力，难于行走。齿为骨之余，若肾精不足，可见牙齿迟出。发为血之余，若肾气不充，血虚失养，可见发迟或发稀而枯。言为心声，若心气不足，肾精不充，髓海不足，则见言语迟缓，智力不聪。脾开窍于口，又主肌肉，若脾气不足，则可见口软乏力，咀嚼困难；肌肉软弱，松弛无力。

本病的辨证应首先辨别证的轻重：一般而言，后天失养而致，病程较短，病情较轻；先天不足而致，病程较长，病情较重。辨别病在何脏也很重要：立迟、行迟、齿迟多为肝肾亏损；语迟、智力迟钝多因髓海空虚，与脑关系密切。五迟五软的治疗总则：以补虚为主，补养肝肾、补脾益胃、补脑填髓。

【临床表现】

小儿 2~3 岁还不能站立、行走为立迟、行迟；初生无发或少发，随年龄增长，仍稀疏难长为发迟；12 个月时尚未出牙以及此后牙齿萌出过慢为齿迟；1~2 岁还不会说话为语迟。

小儿半岁前后头项软弱下垂为头项软；咀嚼无力，时流清涎为口软；手臂不能握举为手软；2 岁后还不能站立、行走为足软；肌肉松软无力为肌肉软。

五迟、五软不一定悉具，但见一二症者可分别做出诊断。

【治疗】

按揉关元，用中指面或掌按揉 15~20 分钟。

【文献摘录】

《医宗金鉴·幼科心法要诀》："小儿五迟之证，多因父母气血虚弱先天有亏，致儿生下筋骨软弱，行步艰难，齿不速长，坐不能稳，要皆肾气不足之故。"

《小儿药证直诀》："长大不行，行则脚软；齿久不生，生则不固；发久不生，生则不黑。"

《张氏医通》："皆胎弱也，良由父母精血不足，肾气虚弱，不能荣养而然……皆肝肾气血不充，筋骨萎弱之故。"

《活幼心书·五软》："头项手足身软，是名五软……良由父精不足，母血素衰而得……苟或有生，譬诸阴地浅土之草，虽有发生，而畅茂者少。又如培植树木，动摇其根，而成者鲜矣。由是论之，婴孩怯弱，不耐寒暑，纵使成人，亦多有疾。"

【其他疗法】

▷▷ 中成药

杞菊地黄丸、孔圣枕中丸用于肝肾亏虚证。

归脾丸用于心脾两虚证。

十全大补颗粒用于心脾两虚证。

【预防调护】

注意孕妇保健，防止外感、药物损害；避免早产、难产、产伤；预防新生儿黄疸、硬肿症、肺炎等。

提倡优生优育，杜绝近亲结婚。

合理喂养，加强营养，积极预防及治疗各种急、慢性疾病。

加强肢体功能锻炼及语言智能训练。

麦粒肿

麦粒肿俗称"针眼"，又称"睑腺炎"，是小儿常见的一种眼病。好发于春秋、多风季节。一般来说，健康人的眼睑有防御外界病菌侵袭的作用，只要注意用眼卫生是不会引发麦粒肿的。但由于幼儿眼部发育不完善，眼抵抗细菌的能力弱，加之小儿经常用脏手揉眼，细菌就会乘虚而入，引发眼睑发炎，形成结缔组织，产生麦粒肿。此症较为顽固，若治疗不当，可能会使眼部炎症扩散，引起更严重的并发症，甚至导致败血症，危及生命。中医学认为小儿麦粒肿与风热外感、热毒炽盛、脾胃积热有关。

【病因病机】

风邪外袭，客于胞睑而化热，风热壅阻于胞睑、皮肤、肌腠之间，灼烁津液，变生疮疡，发为本病。过食辛辣炙煿之物，脾胃积热，循经上攻胞睑，致营卫失调，气血凝滞，局部化热酿脓。

【临床表现】

▷▷ 风热外感型

眼睑局部出现轻度红肿，有热痛和刺痒感，硬结形如麦粒，并伴有发热、口唇干燥。舌质红、苔薄黄。

▷▷ 热毒炽盛型

眼睑局部红肿，硬结较明显，疼痛加重，并伴有发热口渴、心烦不安、大便秘结、小便短赤。舌质红、苔黄。

▷▷ 脾胃积热型

眼睑局部红肿，有疼痛，眼眵增多，并伴有口渴、大便秘结、小便黄赤。舌质红、苔黄。

【治疗】

治则为疏风清热。

以"初起局部微有红肿疼痛"为主症者：清肺经 15~20 分钟。

以"胞睑局部红肿，灼热疼痛，硬结较大"为主症者：清补脾经（清补比例为 3：1，以清为主）15~20 分钟。

▷▷ 兼症

伴"头痛"者：推攒竹（开天门）24~36 次。

伴"发热"者：清天河水 15~20 分钟。

伴"口渴喜饮，便秘溲赤"等症状者：退六腑 15 分钟。

【预防调护】

已经会走路的婴幼儿，家长要时时照看好，避免小儿到处乱摸，并用脏手揉眼。

尽量少带小儿去人群聚集的地方。同时，注意外出回家后，要及时洗手，并教会孩子正确洗手的方式。

注意用眼卫生，不要疲劳用眼，看电视时间要有控制，提醒小儿常做眼部保健操。

当发现小儿眼睛有不适感或发红时，不要让小儿用手揉眼，要及时给其滴入眼药，避免细菌感染。

当小儿眼睛里有异物进入时，千万不要让他用手揉眼，可以让他慢慢眨眼，让异物顺着泪水流出；也可以往小儿眼睛里滴入眼药或凉开水冲洗，使异物排出，同时控制小儿哭闹。

日常生活中，要让小儿多吃菜、水果，增强免疫力，避免受病感染。

鼻渊

鼻渊是儿童的一种多发病和常见病，是耳鼻喉科多发之顽疾，属中医学鼻渊范畴。主要表现为间歇性或经常性鼻塞，常张口呼吸，流多量脓涕，嗅觉障碍，头痛。该病严重的患儿可伴有支气管肺部症状及消化道症状，表现为咳嗽、食欲减退等，严重者可引起全身性疾病，造成发育不良。

该病名最早见于《素问·气厥论》："鼻渊者，浊涕下，不止也。"病名中"渊"在《说文解字》中曰："渊，回水也。"即流动性差的水，故中医学鼻渊中的"渊"主要表示鼻涕黏稠、流动性差的意思。

【病因病机】

鼻渊急性者属实证，多为肺、胆、脾三经热盛，熏灼鼻窍所致。慢性者多为虚证或虚实夹杂证，常因肺脾两脏虚损，风寒、湿浊滞留鼻窍而成。

【临床表现】

以鼻流浊涕、量多不止为主要特征，临床上常伴有头痛、头闷、鼻塞、嗅觉减退等症状。

【治疗】

以"头额、眉棱骨痛"为主症者：揉双侧头临泣 3~5 分钟。

以"颌面部有叩击痛或压痛"为主症者：揉双侧四白穴 3~5 分钟，或揉合谷穴 15~20 分钟。

以"鼻塞"为主症者：揉曲差穴 3~5 分钟。

以"嗅觉减退"为主症者：揉双侧迎香穴 3~5 分钟。

▷▷ **兼症**

伴"发热、微恶风寒，口干咽痛，或有咳嗽痰多"等症状者：清肺经15~20分钟。

伴"发热，面赤，口苦咽干，烦躁易怒，耳鸣耳聋，便秘溲赤"等症状者：清肝经 15~20 分钟。

伴"肢体困倦，纳呆，食少，脘腹胀满，便溏不爽"等症状者：清脾经15~20分钟。

伴"鼻涕白黏，自汗畏风"等症状者：补肺经 15~20 分钟。

伴"体倦乏力，气短懒言"等症状者：推三关 15~20 分钟。

伴"面色萎黄，肢困乏力，食少纳呆，脘腹胀满，大便溏"等症状者：补脾经 15~20 分钟。

【预防调护】

平时注意休息，加强营养，清淡饮食，忌食肥甘厚味及辛辣的食物。

注意保持鼻腔的清洁，有经验的家长可以选择用洗鼻器。

鼻涕较多的患儿不要用力擤鼻，以防止鼻腔分泌物进入中耳，引起耳部疾病。

近视

小儿近视属于近视，是屈光不正的一种，和成人近视的特点有所不同。近视（近视眼）指眼睛在调节放松时，平行光线通过眼的屈光系统屈折后落在视网膜之前的一种屈光状态。小儿近视指发病为儿童时期，存在调节异常，进展性易受多因素干扰。

【病因病机】

阳虚阴盛，心阳虚则目中神不足，阴有余。

肝肾虚，精血不能上荣于目，目失濡养。

【临床表现】

以视近物清楚而视远物模糊为主要临床表现。

【治疗】

以"能近怯远，目中无神"为主症者：揉心俞 15~20 分钟。

以"形寒，视远模糊"为主症者：推三关 15~20 分钟。

以"视远模糊，易眼疲劳，视久眼酸痛，头痛"为主症者：按揉合谷 15~20 分钟。

以"能近怯远，常眯目视物"为主症者：揉光明 15~20 分钟。

以"腰膝酸软，头晕耳鸣"为主症者：揉涌泉 15~20 分钟。

【预防调护】

一般青少年的近视眼，开始多为"假性近视"，是由于用眼过度、调节紧张而引起的一种功能性近视。如果不及时进行解痉矫治，日久后就会发展成真性近视。

预防措施首先必须从小培养儿童良好的卫生习惯。

培养他们正确的读书、写字姿势，不要趴在桌子上或扭着身体。书本和眼睛应保持一市尺，身体离课桌应保持一个拳头（成人）的距离，手应离笔尖一寸。学校课桌椅应适合学生身材。

看书写字时间不宜过久，持续 30~40 分钟后要有 10 分钟的休息。眼睛向远眺，多看绿色植物，做眼保健操。现在的手持设备还有电脑的使用距离与读书写字差不多，所以也要注意使用时间。

写字读书要有适当的光线，光线最好从左边照射过来。不要在太暗或者太亮的光线下看书、写字。减轻学生负担，保证课间 10 分钟休息，减轻视力疲劳。

积极开展体育锻炼，保证学生每天有一小时体育活动。

教导学生写字不要过小过密，更不要写斜、草字。写字时间不要过长。

认真做好眼保健操。

看电视时要注意高度应与视线相平；眼与荧光屏的距离不应小于荧光屏

对角线长度的 5 倍；看电视时室内应开一盏支光小的电灯，有利于保护视力；在持续看电视 1 小时后要有一个短时间的休息，眼睛向远眺，做眼保健操。

应多吃些含维生素较丰富的食物，各种蔬菜及动物的肝脏、蛋黄等。多吃动物的肝脏可以治疗夜盲。

打羽毛球、乒乓球可防近视，在打球过程中眼睛须快速追随羽毛球和乒乓球这类灵活性很强的"小球运动"轨迹变化，这对 5~9 岁孩子的眼球功能完善有意想不到的好处。

小儿肌性斜颈

小儿肌性斜颈，为新生儿常见病，由小儿一侧胸锁乳突肌的挛缩、变短引起颈部出现歪斜。之所以称为"肌性斜颈"，是为了区别于因脊柱畸形所引起的骨性斜颈。本病多为先天性，也称为先天性肌性斜颈。推拿治疗对本病有着良好的疗效。

【病因病机】

引发小儿肌性斜颈的病理因素比较单纯，就是胸锁乳突肌的挛缩、变短。目前，致病因素尚不明确，多与产程损伤、胎儿在子宫内的姿势等有关。

【临床表现】

小儿肌性斜颈症状的轻重有很大的差别。严重者患侧胸锁乳突肌可有明显的肿块，且面部偏歪明显，这样的患儿一般不会出现延误病情的现象，基本上都能及时就医。但有更多患儿的症状并不明显，胸锁乳突肌上也没有肿块，家长一般都在孩子会翻身（约 3 个月）以后才发现问题。

【治疗】

治则为舒筋活血、软坚消肿，局部为主。揉捏桥弓 15~20 分钟。

有肿块者：施术者用拇、食、中三指提拿揉捏肿块，手法宜轻，切勿过重。

颜面发育不良者：多指按揉患侧面部，以皮肤潮红为度。

嘴角上翘者：以食、中、无名指、小指四指托起腮部肌肉，同时拇指向下按揉、牵拉面颊部 5~10 遍。

眼裂发育不良者：以拇指指腹沿患侧眉根至眉梢向上旋揉至发际 5~10 遍。

耳部发育不良者：拇、食、中指自下而上捻揉耳廓 3~5 遍。

若斜方肌等其他肌群有紧张或活动障碍等不适，要注意按揉病变肌群。

【姿势纠正】

患儿睡觉时，使患儿处于仰卧位，将头部稍偏向健侧，必要时可用枕头抵住患儿头部两侧。

患儿母亲在哺乳或睡眠时，紧贴患儿患侧，以求患侧处于伸展状态。

患儿家长平时应尽可能想办法于患儿患侧后方引起患儿注意力，使其向患侧转头，促进功能恢复。

患儿家长竖立抱患儿时，以自己侧头部贴于患儿患侧面颊部，使其向健侧牵伸，处于牵伸侧扳法时的治疗体位，以促进患侧的恢复。

【注意事项】

本病的治疗疗程较长，需要家长与医生的紧密配合，同时治疗时手法宜轻，时间不宜过长，平时注意姿势矫正，定期去医院治疗复查。

小儿肌性斜颈患儿会在平时采取一种保护性体位，以减轻和避免因为胸锁乳突肌挛缩变短带来的痛苦。作为家长应及时纠正这种现象，如不加以干预，久而久之便会造成永久性畸形。

附录

附录一　治未病——儿童保健

　　"治未病"是中医学的特色。《素问·四气调神论篇》："圣人不治已病治未病，不治已乱治未乱，此之谓也。"许多我国儿童保健的传统经验均在现代研究中被证实了其科学性。在诊治小儿发育迟滞、反复呼吸道感染、厌食症等疾病时，遵循中医学"治未病"的观点，辨体调理，以减少疾病发生。中医学"治未病"讲儿童健康发育可从"未病先防"和"已病防变"等方面体现。

　　未病先防。对生长发育的影响因素进行调摄干预，注意日常生活的饮食、运动、睡眠及情绪对生长发育的影响，膳食均衡，营养丰富，方使脾气健运，气血得以化生；合理的运动使筋强健，肝肾充沛，长养髓；早睡眠使营卫之行不失其常，阴阳得以调和；精神愉悦使肝气调和，气血运行通畅，充养脏腑。饮食、运动、睡眠及情绪正常则使儿童脏腑功能充盛，生长激素分泌得以保证，儿童身高等各方面发育指标在正常范围。通过食物调养、药物调养、生活调护来改善儿童的偏颇体质。

　　已病防变。《灵枢·经脉》："人始生，先成精，精成而脑髓生，骨为干，脉为营，筋为刚，肉为墙。"《素问·宣明五气篇》："肝主筋、脾主肉、肾主骨。"人的身高决定于肾精的增长，肾主骨生髓，为先天之本；生长发育有赖于后天的充足营养。脾为气血生化之源，化水谷为气血，充养肌肤；身体强壮亦依赖于筋强健，肝藏血，在体合筋，肝血充足，筋得其养。

　　故而中医学认为，与生长发育相关的脏腑以肾、脾、肝为主。肾、脾、肝功能充盛，则精血充养，筋骨强壮，生长发育就会按其正常的规律进行。如果儿童发育迟滞，身高低于同龄人，就应该分析其原因，寻找其脏腑功能之不足，或为先天胎禀怯弱，肾精亏虚，失所养；或脾气不足，化源乏力，运化失常，气血不足，五脏失养；或肝血亏虚，筋失养。此时宜针对内脏失调及时予以纠正，或温补肾阳，益肾填精；或益气补中，扶脾助运；或养阴柔肝，滋肾壮阳，调其内脏功能，及早诊治，已病防变。治疗措施包括药物内服、穴位贴敷、小儿推拿等。

附录二　小儿推拿流派介绍

推拿流派是指在推拿操作与临床运用等方面通过世代传袭逐渐形成不同于别人的、具有自身特色和风格的群体。小儿推拿独特的治疗体系形成于明代，其标志为《小儿按摩经》《小儿推拿秘旨》《小儿推拿秘诀》三部小儿推拿专著的相继问世。此后，历代小儿推拿医家因为时间、地域、治疗风格的不同和对《小儿按摩经》的理解、发挥不同，所以对小儿推拿包括穴位、手法、操作方法有了不同的认识和理解，逐渐形成小儿推拿的不同流派。目前国内发展比较充分、影响较大的儿科推拿流派有山东地区的推拿三字经流派（李德修推拿流派）、孙重三推拿流派及张汉臣推拿流派、北京地区的小儿捏脊流派、上海地区的海派儿科推拿和湖南地区的刘开运儿科推拿流派。以上流派均有其理论总结和相关著述，不同的流派丰富了小儿推拿理论体系，并为小儿推拿的理论和临床继续向前发展起到了促进和推动的作用。现将上述各流派简介如下。

推拿三字经流派（李德修推拿流派）

清代徐谦光 1877 年完成了《推拿三字经》，创建了三字经推拿流派。该流派的主要学术特点是：通治成人和小儿，取穴少而精，手法简，时间长，注重独穴，偏重望诊和五脏辨证等。山东青岛市中医院已故老中医李德修是清末胶东著名推拿名医徐谦光的第四代传人，继承了徐氏推拿学派之精华，并结合个人临床经验对其有所发展，著有《李德修小儿推拿技法》一书。

其发展和创新主要表现在如下几个方面。

1. 手法

徐氏书中仅指出年龄不同，手法轻重与时间长短不同。李氏在此基础上增加了地区南北、气候寒暖、身体强弱也必须加以区别，否则不能取效。寒冷地区推拿所用时间有时为温暖地区的数倍乃至十倍，才能取效。同时节令寒暖也须灵活变化，甚至室内的温度也应注意。推体质强健人手法必须重些，推体弱人与敏感人的手法必须轻些。同时，李氏又强调推拿时用力要匀，自始至终都要沉着稳定、轻重一致。此外，李氏采用滑石粉作为润滑剂，替代了葱姜香油，既洁净又便利。

2.取穴

在取穴方面李氏比徐氏更加简化。李氏主张不分男女，一律只在左手取穴。徐氏原著说，男子左手六腑和女子右手三关都属凉穴，李氏则无论男女皆取左手，三关为热穴，六腑为凉穴。临床证明疗效可靠，更便于记忆掌握，较徐氏原说更优。

3.望诊

在望诊方面李氏增加了观测小儿活动姿态推测病情。例如小儿时时用手搓揉头目，为头痛头晕之征；患胆道蛔虫的小儿痛时面青，手抱胸胁，仰而摇身；患肠梗阻，痛时作翻绞状；食积腹痛发作，时有痛时汗出。在望神色形态外，注意观察多方面的情况，有利于帮助诊断。

4.运用

李氏在徐氏五脏辨证的基础上，发展了穴位运用。例如，小儿瘫痪无热而下肢发凉，李氏除用三关助其回阳生热外，因肾主骨、肝主筋、脾主四肢，就用二马补其肾，用平肝以助其筋，用补脾以加强四肢的活动，这几个穴位互相配合可取得明显的疗效。利用五胜功能与生克关系，灵活运用诸穴，扩大了治疗范围，提高了临床疗效。

总之，李德修推拿手法在徐氏的基础上有了很大的发挥，特别是治疗有效的病种比徐氏多了一倍，使三字经流派推拿技术更简化、治疗范围更广、疗效更好。

孙重三推拿流派

本流派以山东中医学院附属医院已故老中医孙重三为代表。

孙重三 20 岁时拜老中医林椒圃为师，以林氏的推拿手法为基础，又钻研了《小儿推拿广意》《幼科推拿秘书》《厘正按摩要术》等专著，集众家之长于一体，结合个人的临床实践，编著有《小儿推拿疗法简编》《通俗推拿手册》等书。

孙重三首先重视"天人合一"的整体观念，诊病强调闻诊和望诊；施术以按、摩、掐、揉、推、运之法最常用，搓、摇多做辅助；施术时聚精会神，把意念集中于施术部位，手法轻巧、柔和、渗透。该流派常用的穴位有 70 多个，并继承了林氏"十三大手法"——摇肘、打马过天河、黄蜂入洞、水底捞月、飞经走气、按弦搓摩、二龙戏珠、苍龙摆尾、猿猴摘果、擦脐擦龟尾与擦七节骨、赤凤点头、凤凰展翅、按肩井。孙重三立足辨证，宗"寒者热之，热者寒之，虚者补之，实者泻之"之旨，取穴灵活、随症加减。

在取穴上，该派多用手穴配伍体穴，相辅相成增强疗效。如用"四大手法"（开天门、推坎宫、运太阳、运耳后高骨）配伍他穴治疗头面诸疾和外感病症，推天柱骨治呕吐，揉脐及龟尾治疗胃肠病症，分推胸八道治疗呼吸系统疾病，推箕门以利小便等，都是临床用之有效的方法。

张汉臣推拿流派

该流派以山东青岛医学院附属医院已故老中医张汉臣为代表，著有《实用小儿推拿》《小儿推拿概要》等书。

张汉臣根据临床应用，对推拿手法做了较为详尽的论述，如"术者以拇指端在选定部位向下先用缓力压之，少停再用缓力，以后慢慢将手指抬起，则称之为按"。

临床常用的有按百会，该法有升提功用，治疗脱肛、慢性消化不良效果显著，但在患儿有呕吐、恶心及痢疾有里急后重时若用此穴，能使病情加重，故需注意；按天门有发汗解表作用，如感冒高热无汗，或身上有汗而头部无汗者，以拇指按本穴 1~2 次，可以立见汗出，屡收奇效。又如揉法，多"以拇指、食指或中指按某一穴位，左右旋转"操作，而张氏尚有上下揉法，用于揉黄蜂入洞、揉二扇门、揉精宁和揉一窝风，其中精宁穴定位在"第四、五指的指蹼背侧处"，并"单用本穴时间较长，患儿多见形体消瘦、短气无力等现象"，具有重要的临床指导意义。

张氏注重补泻，并认为补泻有两种含义：一是指补泻手法，常用的有方向补泻、轻重补泻和徐疾补泻。张氏认为操作手法速度要微快和微用力，虽患儿兼有热邪，但在补法中微用力和速度微快，乃为补中有泻之意，则是标本兼治之法。儿科临床常见虚实夹杂之证，攻则愈虚，补则有闭门留寇之患，而张氏活用补泻手法，补中有泻，标本可以兼治。张氏也善用平补平泻法，其中来回推法称为清法，常用于治实证时取脾土、肺金穴，有泻中寓补之意，符合小儿肺脾常不足的生理特点。二是指治法，即虚者补之，实者泻之。

张氏治病，重辨证论治，善配伍施术。从病因、症状、治疗、方义浅析和加减法5个方面叙述。临证十分重视标本夹杂证的处理，不同情况结合病情的缓急、轻重做出恰当的处理方案，分别采用先治、后治、兼治等。在诊治中有一定程序，做到有条不紊。推拿操作仿药物治疗的八法原则配伍应用，如"表实无汗者，应以开泄腠理，逐邪外出，可采用汗法，揉二扇门和一窝风二穴发汗最为适宜；又如痰涎壅结，或误食毒物尚未到肠时，可速用吐法，点天突、推板门二穴催吐最快……并注重辨证分型论治，如麻疹分初起、顺症、逆症三型论治；咳嗽分外感与内伤两型论治；哮喘分实喘与虚喘论治"。执简驭繁，治理分明。特别是临证处方讲究配伍施术，善于将推拿操作2个或3个按序配伍在一起，类似中药的药对或药组。通过对前贤配伍施术经验的总结，在实践中加以发展，形成了从单个推拿操作到数对或数组，最后组合成推拿处方。

该流派善于与现代医学结合研究小儿推拿，对治疗消化道疾病之首选穴补脾土进行了实验研究，结果证明推补脾土使胃酸度有明显的增加，对胃蠕动以及对蛋白质的消化均有明显的促进作用。

小儿捏脊流派

该流派以北京地区已故捏脊专家冯泉福为代表。

冯泉福为冯氏捏脊术的第四代传人，其弟子李志明根据其学术思想编著《小儿捏脊》一书，并将捏脊疗法的主治范围扩大，通治小儿诸病。该流派手法为"捏脊八法"，即捏、拿、推、捻、提、放、按、揉8个基本手法。提脊手法亦分补泻，捏脊从长强穴开始至大椎穴结束为补法；反之则为泻法；若捏一遍补法，接着再捏一遍泻法，补泻法交叉进行则为平补平泻法。

捏脊，因其长于治疗儿科积聚一类疾病，又称为"捏积"，故该流派对小儿积证有其独到见解。将积证分为四型，即乳积、食积、痞积和痫积，并指出捏脊疗法旨在通过捏拿患者督脉（因十二经脉隶属督脉），达到经络的良性感传，加之刺激膀胱经上有关的俞穴，恢复受损之脏腑，疏通阻滞之气血，从而使停滞之食物得以运行消化。小儿捏脊流派在北京地区影响颇大，冯泉福有"捏积冯"之美称。

海派儿科推拿

该流派以上海地区小儿推拿名家金义成为代表。

金义成对推拿发展史、历代推拿文献颇有研究，以儿科推拿见长，著有《小儿推拿》《小儿推拿图解》《海派儿科推拿图谱》等书。

海派儿科推拿学术特色在于兼收并蓄，着重创新。该流派手法除了继承按、摩、掐、揉、推、运、搓、摇传统八法外，还融入了上海地区的一指禅推拿、滚法推拿、内功推拿三大流派的手法，并称之为"推拿十六法"。在治法的运用上，除了传承"汗、吐、下、和、温、清、补、消"八法之外，提出了"通"法的应用，揭示推拿能使"寒热咸和"，具有"开达抑遏""疏通气血""开关利气"的功用。

在临证时强调"痛则通""不痛则不通"，根据"通则不痛、不通则痛"原理，寻求病症异常的反应点，以痛为输，通过在痛点的治疗，达到祛除病痛的目的。在理论上，基于推拿以手法为防治病症的主要手段，加之小儿特定穴位有点、线、面之特点，且穴位和部位同用，因而提出了"穴部"的观点。此外，对于小儿推拿对象的界定，金义成根据其个人经验特别指出，小儿推拿穴位和复式操作法的应用，主要是针对6周岁以下的儿童，对3周岁以下的儿童效果更佳。对于6周岁以上的儿童，其取穴和手法可相应采取类似成人推拿的方法。

刘开运推拿流派

该流派以湖南地区推拿名家刘开运为代表。

刘开运出身中医世家，苗汉后裔，御医后代，家族从医已三四百年，祖传中医、苗医、推拿三套绝技，融汉、苗医药于一炉，独树一帜，尤擅长儿科推拿。主编《中华医学百科全书·小儿推拿学》一书。

刘氏手法操作简单，临床常用的只有推、运、拿、揉、捣、掐6个常用手法。本流派有时两穴联推，如清肝经和清肺经，退六腑和清胃经，如此联推，操作者既省时又省力，又能较快控制病情。临床上又将揉法与掐、按相结合，形成复合手法，常用形式有揉中加按法、揉按法和掐后加揉法。例如，肺俞、膻中、乳根、乳旁、中脘、足三里、涌泉等穴部多用揉按或揉中加按法，偏重止咳、平喘、止呕、止泻、止痢；百会、人中、承浆、四横纹、一窝风等穴多用掐后加揉法，偏重止痉、止痛、醒神等。

刘氏治疗以清为主。小儿患病，实证、热证居多，故本流派治病取穴以清法为主，主张祛邪为先。临床常在肝经、肺经、胃经、大肠经取穴，少用补法，清天河水、退六腑常用，而推三关少用。尤以清肝经在治疗中应用甚多，如清肝经配清肺经主治呼吸道疾病；清肝经配清胃经主治消化道疾病。肺非极虚不宜妄补，补则呼吸满闷。胃经清之则气下降，补之则气上升，胃气以降为顺，故胃经宜清不宜补。大肠经不可多补，如欲加强其功能，可用清补法。

刘氏针对小儿生理病理特点，灵活运用清补手法于五经之中。如小儿"脾常不足"，故脾经在手法运用上以补为主，但不可拘泥，若见烦渴多饮或发热唇干燥裂，属脾胃热甚，宜用清法方能奏效。小儿"肝常有余"，肝经手法运用原则上只清不补，否则易致烦躁不安，甚至肝风内动，若确诊为慢惊风，可用补后加清法。小儿"心常有余"，心经在手法运用上宜清不宜补，以防引动心火，若确诊为心血不足，可用补后加清法。小儿"肺常不足"，肺经手法运用视临证情况而定，可清可补，或清补兼施；小儿多肾虚，肾经手法运用只补不清，若属膀胱湿热，可清后溪代之。

刘氏推拿勿忘开窍。小儿推拿属内病外治，若经络不畅，关窍不通，内外不相联系，施之体表穴位之手法，则难起到调整内脏功能之作用。因此，推治诸穴之始，应首先通窍，推治诸穴之终，则应注意关窍。推拿常用的开关窍穴及操作法有：开窍头部手法——直推天门、分推坎宫、直推太阳；开窍手部手法——揉按总筋、分推阴阳等。

参考文献

［1］马融. 中医儿科学［M］. 北京：中国中医药出版社，2018.

［2］（清）徐谦光. 徐谦光推拿全集（推拿三字经）［M］. 上海：上海浦江教育出
版社有限公司（原上海中医药大学出版社），2019.

［3］李先晓，王鹏. 李德修三字经派小儿推拿［M］. 青岛：青岛出版社，2013.

［4］（清）张振鋆. 厘正按摩要术［M］. 北京：人民卫生出版社，2007.

［5］董少萍. 小儿推拿秘旨［M］. 天津：天津科学技术出版社，2012.

［6］李先晓. 李德修小儿推拿秘笈［M］. 北京：人民卫生出版社，2010.

［7］曲慧珍，吕少鹏. 独穴疗法在小儿推拿中的应用［J］. 按摩与导引，2002，
18（3）：58.

［8］于娟. 小儿推拿独穴疗法探究［J］. 中医药导报，2018，24（11）：42-44.

［9］许丽，徐泉珍，陈远青. 独穴疗法在小儿推拿中的应用举隅［J］. 中医儿科
杂志，2015，（2）：62-64.